华西医学大系

U0254920

解读"华西现象"

讲述华西故事

展示华西成果

结核病防控科普知识

JIEHEBING FANGKONG KEPU ZHISHI

主　编　薛秒　文艳　曹金秋

四川科学技术出版社
·成都·

图书在版编目（CIP）数据

结核病防控科普知识 / 薛秒, 文艳, 曹金秋主编.
—— 成都：四川科学技术出版社, 2023.3
ISBN 978-7-5727-0923-4

Ⅰ. ①结… Ⅱ. ①薛… ②文… ③曹… Ⅲ. ①结核病—防治—普及读物 Ⅳ. ①R52-49

中国国家版本馆CIP数据核字(2023)第049419号

结核病防控科普知识

主　　编　薛　秒　文　艳　曹金秋

出 品 人　程佳月
责任编辑　杜　宇
助理编辑　刘倩枝
封面设计　象上设计
版式设计　大　路
责任出版　欧晓春
出版发行　四川科学技术出版社
地　　址　成都市锦江区三色路238号　邮政编码 610023
成品尺寸　156mm×236mm
印　　张　10.75　字　数 215 千
印　　刷　四川嘉乐印务有限公司
版　　次　2023年8月第 1 版
印　　次　2023年8月第 1 次印刷
定　　价　48.00元

ISBN 978-7-5727-0923-4

本书编委会

主　编

薛　秒　文　艳　曹金秋

副主编

刘　莉　何　燕　罗　兰

编　委（排名不分先后）

薛　秒　文　艳　曹金秋　罗　兰　张耀之

王　丹　刘祥敏　杨　静　张　欢　余　梅

刘　莉　叶丽娟　何　燕　曹鑫宇　向　希

朱传美　魏申毅

《华西医学大系》总序

由四川大学华西临床医学院/华西医院（简称"华西"）与新华文轩出版传媒股份有限公司（简称"新华文轩"）共同策划、精心打造的《华西医学大系》陆续与读者见面了，这是双方强强联合，共同助力健康中国战略、推动文化大繁荣的重要举措。

百年华西，历经120多年的历史与沉淀，华西人在每一个历史时期均辛勤耕耘，全力奉献。改革开放以来，华西励精图治、奋进创新，坚守"关怀、服务"的理念，遵循"厚德精业、求实创新"的院训，为践行中国特色卫生与健康发展道路，全心全意为人民健康服务做出了积极努力和应有贡献，华西也由此成为全国一流、世界知名的医（学）院。如何继续传承百年华西文化，如何最大化发挥华西优质医疗资源辐射作用？这是处在新时代站位的华西需要积极思考和探索的问题。

新华文轩，作为我国首家"A+H"出版传媒企业、中国出版发行业排头兵，一直都以传承弘扬中华文明、引领产业发展为使命，以坚持导向、服务人民为己任。进入新时代后，新华文轩提出了坚持精准出版、精细出版、精品出版的"三精"出版发展思路，全心全意为推动我国文化发展与繁荣做出了积极努力和应有贡献。如何充分发挥新华文轩的出版和渠道优势，不断满足人民日益增长的美好生活需要？这是新华文轩一直以来积极思考和探索的问题。

基于上述思考，四川大学华西临床医学院/华西医院与新华文轩出版传媒股份有限公司于2018年4月18日共同签署了战略合作协议，启动了《华西医学大系》出版项目并将其作为双方战略合作的重要方面和旗舰项目，共同向承担《华西医学大系》出版工作的四川科学技术出版社授予了"华西医学出版中心"铭牌。

人民健康是民族昌盛和国家富强的重要标志，没有全民健康，就没有全面小康，医疗卫生服务直接关系人民身体健康。医学出版是医药卫生事业发展的重要组成部分，不断总结医学经验，向学界、社会推广医学成果，普及医学知识，对我国医疗水平的整体提高、对国民健康素养的整体提升均具有重要的推动作用。华西与新华文轩作为国内有影响力的大型医学健康机构与大型文化传媒企业，深入贯彻落实健康中国战略、文化强国战略，积极开展跨界合作，联合打造《华西医学大系》，展示了双方共同助力健康中国战略的开阔视野、务实精神和坚定信心。

华西之所以能够成就中国医学界的"华西现象"，既在于党政同心、齐抓共管，又在于华西始终注重临床、教学、科研、管理这四个方面协调发展、齐头并进。教学是基础，科研是动力，医疗是中心，管理是保障，四者有机结合，使华西人才辈出，临床医疗水平不断提高，科研水平不断提升，管理方法不断创新，核心竞争力不断增强。

《华西医学大系》将全面系统深入展示华西医院在学术研究、临床诊疗、人才建设、管理创新、科学普及、社会贡献等方面的发展成就；是华西医院长期积累的医学知识产权与保护的重大项目，是华西医院品牌建设、文化建设的重大项目，也是讲好"华西故事"、展示"华西人"风采、弘扬"华西精神"的重大项目。

《华西医学大系》主要包括以下子系列：

①《学术精品系列》：总结华西医（学）院取得的学术成果，学术影响力强；②《临床实用技术系列》：主要介绍临床各方面的适宜技术、新技术等，针对性、指导性强；③《医学科普系列》：聚焦百姓最关心的、最迫切需要的医学科普知识，以百姓喜闻乐见的方式呈现；④《医院管理创新系列》：展示华西医（学）院管理改革创新的系列成果，体现华西"厚德精业、求实创新"的院训，探索华西医院管理创新成果的产权保护，推广华西优秀的管理理念；⑤《精准医疗扶贫系列》：包括华西特色智力扶贫的相关内容，旨在提高贫困地区基层医院的临床诊疗水平；⑥《名医名家系列》：展示华西人的医学成就、贡献和风采，弘扬华西精神；⑦《百年华西系列》：聚焦百年华西历史，书写百年华西故事。

我们将以精益求精的精神和持之以恒的毅力精心打造《华西医学大系》，将华西的医学成果转化为出版成果，向西部、全国乃至海外传播，提升我国医疗资源均衡化水平，造福更多的患者，推动我国全民健康事业向更高的层次迈进。

《华西医学大系》编委会

2018年7月

前　言

结核病是严重危害人类健康的传染病之一，在全球广泛流行。因其临床表现多且复杂，加之非典型临床结核病患者和耐药结核病患者的增加，给临床诊断与治疗、疾病防控与护理带来较大困难。

普及防控知识、提高公众防控意识和能力，是打赢这场疫情阻击战的重要保障之一。作为普通老百姓，我们应该通过科学、有效的方法做好结核病的防护工作。

《结核病防控科普知识》一书共分四章，从结核病相关的"医""食""住""行"方面进行介绍，主要介绍了关于结核病的大众化问题，直击大众最常见的思维误区。内容采用问答形式编写，将晦涩难懂的医学知识通过浅显易懂的文字呈现出来，使大众能够通过学习，掌握预防和控制结核病的发生及传播科学知识，具有结核病防治的意识。

由于成书仓促，结核病防控技术也在不断发展，本书内容难免有不足之处，恳请读者和专家批评指正，以期再版时能得到完善和提升。

薛　秒

目　录

第一章　医之篇

第二章　食之篇

第三章　住之篇

第四章　行之篇

第一章

医 之 篇

1. 结核病到底是一种什么病?

结核病是一种由结核分枝杆菌引起的主要经呼吸道传播的慢性传染病,是一种与人类历史"同步"的古老疾病。结核分枝杆菌可侵入人体全身各个器官和脏器,但以肺部受累形成肺结核最为常见。中医把结核病称为痨病,肺结核称为肺痨,"十痨九死"是过去民间广为流传用来形容肺结核患者悲惨结局的话语。

2. 结核病的国内外流行现状如何?

谈到结核病,很多人认为是一种已被征服的疾病,事实上时至今日,结核病仍然是一种危害全球人民身体健康和生命安全的重大传染性疾病。近年来,新型冠状病毒感染给结核病防治工作带来了更大的挑战。据世界卫生组织(WHO)报道,2020年全球新发结核病患者数为987万例,中国2020年估算的结核病新发患者数为84.2万例,位居全球第二位。

3. 肺结核传播的"罪魁祸首"是什么?

肺结核是经空气传播的呼吸道传染病,它的主要传染源是痰液结核分枝杆菌检查阳性的肺结核患者。当这些患者咳嗽、打喷嚏、大声说话时，可经呼吸道排出含结核分枝杆菌的痰飞沫，导致吸入者感染结核分枝杆菌。因此，痰飞沫就是传播肺结核的"罪魁祸首"。咳嗽或打喷嚏时，无论你是不是患者，都要有意识地用纸巾、手帕捂住口鼻，防止病菌扩散；如果一时来不及取纸巾，可采取"衣袖遮挡法"，也就是用衣服袖管的内侧遮掩住口鼻部，同样可以防止痰飞沫喷散在空气中。

4. 结核病的威力有多大？

结核病严重影响患者个体的身心健康，若不彻底治疗患者会丧失劳动能力，甚至造成死亡。除此之外，一名痰结核分枝杆菌阳性的患者若不规范治疗，一年平均可感染 10 ~ 15 名易感者。对多种抗结核药物耐药的患者所需治疗时间可长达 2 年之久，治疗费用昂贵，是普通结核病治疗费用的 100 倍，将给家庭和社会带来沉重的经济负担。

5. 结核病的传染源是什么？

结核病的传染源主要是排菌的肺结核患者。一般来讲，咳嗽有痰比干咳无痰的患者传染性更强，但是经过正规治疗后，患者传染性可以大为减少或不再具有传染性。除了呼吸道传播以外，消化道、破损的皮肤黏膜、生殖器官等部位还会出现接触传染；患结核病的母亲在怀孕期间，其体内的结核分枝杆菌可通过脐带血液进入胎儿体内，胎儿也可通过咽下或吸入含有结核分枝杆菌的羊水而感染。

6. 支气管结核病为什么传染性较强？

支气管结核病由于其病变部位在支气管，所以咳嗽症状较为明显，支气管又是与外界相通的器官，更容易将结核分枝杆菌排出在空气中，因此支气管结核病传染性较强，传播途径主要是患者在咳嗽、咳痰或打喷嚏时带菌的飞沫进入空气中进行传播。

7. 所有结核病患者都有传染性吗?

结核病类型有很多，不是所有的结核病患者都具有传染性，具体要看痰标本检验结果。通常认为结核分枝杆菌检查阳性的肺结核患者有传染性，但是规范抗结核治疗 2 ~ 4 周，传染性会大大降低。其他肺外结核因无传播途径，所以基本上不具有传染性。

8. 痰菌阴性的肺结核患者是否不具有传染性?

有患者认为，痰涂片阴性就没有传染性，因此就忽略空气隔离，但痰涂片阴性不一定就没有传染性，因为痰涂片查结核分枝杆菌的检出率较低，为 20% ~ 25%，痰菌检出率与肺部病变严重程度有关，病变广泛、有空洞者阳性率较高，所以痰涂片阴性尚不能证明患者一定没有传染性。因此在临床工作中，医务人员会多次采集患者痰液送检（通常 3 ~ 6 次），如果多次痰检均为阴性，那么该患者具有传染性的可能就比较小了。

9. 肺结核患者传染性大小取决于什么?

肺结核患者传染性的大小取决于患者排出结核分枝杆菌数量的多少、毒力的大小、空间含结核分枝杆菌微滴的密度以及房间通风状况、个体接触的密切程度、时间长短和个体免疫力状况。常常开窗通风换气，降低空间中结核分枝杆菌微滴的密度，是减少肺结核传播的有效途径。

10. 肺结核病的传播途径有哪些?

肺结核病主要通过以下三种方式进行传播:

1）空气 – 呼吸道传播

这是肺结核病最主要的传播方式。患者在大声讲话、咳嗽和打喷嚏时，会释放出很多带有结核分枝杆菌的飞沫。例如，一次咳嗽可以释放出 3 500 个飞沫，用力打喷嚏时释放出的飞沫数量为 4 500 ~ 1 000 000 个。其中体积较大的飞沫迅速下降，落到地面，另外一些过小的飞沫很快在空气中蒸发掉。直径为 1 ~ 5 μm 的飞沫核可以在空气中飘浮数小时，甚至扩散至数米以外，健康人吸入后可引起感染。其次，肺结核患者如果随地吐痰，痰液干燥后，痰中的结核分枝杆菌与尘埃混在一起，飞扬在空气中，健康人吸入肺内也可引起感染。

• 知识拓展 •

什么是飞沫核？

飞沫核是指患者排出的飞沫在空气中失去水分后由剩下的蛋白质和病原体所组成的物质。

2）经消化道传播

肺结核患者使用的餐具、吃剩的食物都可能留有结核分枝杆菌，如和肺结核患者共用餐具、吃患者剩下的食物，也可通过饮食传播结核分枝杆菌；饮用未消毒的牛奶或乳制品等可以感染牛分枝杆菌；替肺结核患者倾倒痰杯后，如果操作者不及时认真清洁双手，用污染的手拿食物吃也可能受到感染。

3）母婴传播

患肺结核病的母亲在怀孕期间，其体内的结核分枝杆菌可通过脐带血液进入胎儿体内，胎儿也可通过咽下或吸入含有结核分枝杆菌的羊水而感染。

除上述途径以外，结核分枝杆菌还可经皮肤或黏膜的伤口直接感染，由于结核分枝杆菌不能穿透皮肤，因此这种感染方式较为少见，但也应该引起注意。

（薛秒）

11. 为什么肺结核患者不能随地吐痰？

排菌的肺结核患者是结核病的主要传染源，其痰液中含有大量结核分枝杆菌。由于结核分枝杆菌对外界环境有较强的抵抗力，如耐干燥的能力，它能黏附在尘埃中保持传染性 8 ~ 10 日，在干燥痰液中可存活 6 ~ 8 个月，在酸或碱作用下能 15 分钟不受影响。但结核分枝杆菌也有其弱点，它对 70% 的乙醇敏感，2 分钟即可被杀灭，对湿热敏感，加热 62 ~ 63℃经 15 分钟即可被杀灭，对紫外线敏感，日光直射 2 ~ 7 小时可杀灭结核分枝杆菌。因此，肺结核患者不能随地吐痰，规范的痰液管理对预防和阻止结核病的传播十分重要，患者可以采取用加盖痰杯、用纸包裹痰液焚烧的方式来达到杀灭结核分枝杆菌的目的。

12. 肺结核病是怎样通过呼吸道传播的？

肺结核病经呼吸道传播主要分为飞沫传播及尘埃传播两种类型。

1）飞沫传播

肺结核患者在谈话、咳嗽、打喷嚏时可从呼吸道排出含有结核分枝杆菌的微滴（即带结核分枝杆菌的小液滴），其中咳嗽时喷出的微滴是结核分枝杆菌传播的主要方式，这种微滴不仅能感染人同时也能感染动物。肺结核患者喷出的微滴表面与空气接触，水分迅速蒸发后可成为悬浮于空气中的微滴核，含菌的微滴核在进入肺泡可形成感染。通过呼吸道吸入肺结核患者排出的微滴或微滴核都有感染结核病的可能。

2）尘埃传播（又称再生气溶胶传播）

再生气溶胶是指患者谈话、咳嗽、打喷嚏时，排出较大的飞沫很快地落在地面、床面或衣物上，干燥后失去水分形成裸菌状态，附着于尘土后随风飘浮于空气中，吸入这种带菌尘埃后引起感染叫再生气溶胶感染。混于尘埃的菌块随风飘浮、菌块散乱、干燥形成单个菌，由于日光及紫外线直射或间接地照射，菌块生存力极度低下以至死亡。因此，人体吸入后很难造成感染，即使感染，在体内形成的病灶也较飞沫传播感染的病变轻，容易治愈。

由此可见，经呼吸道吸入肺结核患者排出的飞沫及带菌尘埃（再生气溶胶）均有感染结核病的可能。因此，建议肺结核患者在咳嗽、打喷嚏时掩住口鼻或佩戴一次性医用外科口罩，健康人群在接触肺结核患者时佩戴 N95 防护口罩，并减少与肺结核患者的相处时间，保持空气流通。

13. 接触过肺结核患者就一定会被传染吗？

不一定。肺结核病的传播需要满足传染源、传播途径和易感人群这三大生物学环节，缺一不可。

1）传染源

并非所有的肺结核患者都是传染源，研究认为，只有排菌的肺结核患者才是传染源。当患者咳嗽、打喷嚏、大声说话时，由于急剧的呼气通过呼吸道使含有结核分枝杆菌的分泌物形成大小不等的飞沫飞散到空气中，大的飞沫很快降落下去，小的飞沫其表面水分很快蒸发，形成以单个结核分枝杆菌为核心的飞沫核。由于飞沫核较轻，可在空气中飘浮，当通风换气较好时则被除掉或者稀释，特别是日光照射可把结核分枝杆菌杀死。在未被杀死之前如被易感者吸入，结核分枝杆菌就会侵入新的宿主，其流程是飞沫—飞沫核形成—飘浮—易感者，吸入的形式是结核分枝杆菌传播的最基本形式，即所谓"飞沫核传播"。

2）传播途径

传播途径主要包括呼吸道传播（飞沫、尘埃传播）、消化道传播、其他途径传播（如经皮感染、子宫内感染等）。尽管传播结核分枝杆菌有多种途径，但实际上结核分枝杆菌的原发感染有 95.93% 发生于肺，而这 95.93% 原发感染中绝大多数通过飞沫传播，也就是说呼吸道飞沫传播是结核分枝杆菌传播的主要途径。

3）易感人群

易感人群是指未受结核分枝杆菌自然感染，也未接种过卡介苗（BCG）者，或 BCG 接种后结核分枝杆菌素反应阴性者的总称。

容易感染肺结核病的群体主要有以下几类：

（1）生活习惯不良者：熬夜、吸烟、饮酒、长期素食、吸毒等。

（2）特殊人群：孕产妇、老人、儿童，尤其是中学生，由于学习压力大，较少锻炼，睡得晚起得早，导致身体抵抗力下降，从而使结核分枝杆菌有了可乘之机。

（3）患有削弱免疫力的疾病：如艾滋病、糖尿病、硅肺、肿瘤（如头颈部肿瘤）、血液透析的尿毒症、胃大部切除等患者。

满足以上三个环节并不是会百分之百感染结核病，是否感染还受以下因素影响。

影响结核分枝杆菌传播感染的主要因素主要有：

（1）排菌量多少。排菌量多少与传染性大小成正比。

（2）咳嗽的频度。咳嗽、喷嚏、大笑和讲话都能产生飞沫，而咳嗽是肺结核患者产生飞沫的主要方式。由于咳嗽是通过深呼吸完成的，所以产生飞沫的机会增加，同时产生的飞沫以 10 μm 以下的比例较高，因而更容易到达肺泡，危险性更大。

（3）接触密切程度。与传染源的接触越频繁越密切，受感染机会越多。与痰结核分枝杆菌涂片阳性传染源密切接触较偶尔接触者的感染率高出 1 ~ 2 倍，与痰结核分枝杆菌培养阳性传染源密切接触较偶尔接触高出 3 ~ 4 倍。可见接触密切程度与接触者的感染有重要关系。

（4）化学治疗（简称化疗）的作用。化疗直接作用于结核分枝杆菌可使痰菌迅速转阴，治疗前与治疗后患者的排菌状况明显不同。合理化疗情况下，疾病传染性迅速降低，直至消失。

由此可见，接触过肺结核患者并不一定会被传染，但在与排出较多较强毒力与活力的结核分枝杆菌患者密切接触时，感染的概率将大大提高。

14. 接触者与肺结核患者应该保持多远的距离才能降低感染的概率？

实验表明，人们在打喷嚏时，由于空气阻力的存在，大一点的飞沫不会飞得太远，通常在 1 ~ 2 m 就会落下，而咳嗽及打喷嚏时的细小飞沫可以飘到 10 m 以外。排菌的结核病患者一次喷嚏可喷出 1 万 ~ 4 万个飞沫，直径大于 100 μm 的飞沫很快（数秒）落下，而数量更多的小飞沫，在空气中悬浮较久，小飞沫与周围空气接触，水分蒸发，形成飞沫核，结核分枝杆菌在飞沫核内虽不繁殖分裂，但能存活。直径 1 μm 的飞沫核在空气中悬浮形成气溶胶，维持数小时甚至更久，可扩散数米远。当飞沫向外扩散时，离传染源越远飞沫越少。因此，接触者与排菌的肺结核患者保持 2 m 远的距离能降低吸入带结核分枝杆菌的飞沫的机会，从而降低感染概率。

15. 哪些人容易感染结核分枝杆菌？

未受结核分枝杆菌自然感染，也未接种过卡介苗的人群，结核菌素（PPD）试验呈阴性反应者，一旦受到结核分枝杆菌传播，具有普遍的易感性，与尚未被发现和治疗不彻底的排菌肺结核病密切接触者，最易感染结核分枝杆菌，如肺结核患者家庭成员（尤其是儿童）、同事、同学以及与患者接触的医务人员、护工等；在通风不良环境中集体生活和工作的人群中，一旦有人发生肺结核病，其他人常常可受到结核分枝杆菌的感染。

16. 结核病患者与结核分枝杆菌感染者是一回事吗？

结核病患者是指患者感染了结核分枝杆菌并出现了明显的结核病临床症状，经胸部 X 线片发现肺部有活动性结核病变，痰细菌学检查发现结核分枝杆菌或其他病理学检查已发现结核病灶。结核分枝杆菌感染者是指机体感染了结核分枝杆菌，但没有出现临床症状，没有临床细菌学或者影像学方面活动性结核病变的证据，这些感染者行结核菌素试验结果可呈阳性。

17. 结核分枝杆菌感染后一定会发病吗？

不一定。由于人体对结核分枝杆菌有自然免疫力（先天免疫力）和获得特异性免疫（后天免疫力），所以感染结核分枝杆菌后发生结核病的概率约 10%，而 90% 左右的人不发病。发病与否由三方面因素决定：一是结核分枝杆菌的数量及毒力的强弱，二是人体免疫力，三是变态反应的高低。以上三个因素即是决定被传染后结核病发生发展与好转的关键。如果感染的是代谢和繁殖旺盛、数量多、毒力强的结核分枝杆菌，人体抵抗力处于劣势时，非特异免疫力低下，感染后又未能形成足以抑制结核分枝杆菌繁殖和传播的特异免疫力，则引起结核病发病。

18. 感染结核分枝杆菌后，哪些人最有可能患结核病？

结核分枝杆菌感染后头 2 年发病风险最高，5% ~ 10% 的概率发展为结核病。有人也可能终身不发病。发病与否和感染者的抵抗力和细菌的毒力有关。不良的生活习惯使得人们容易患病，如熬夜、吸烟、饮酒、吸毒等。特殊的生命阶段会让人免疫力下降，也容易罹患结核病，如孕产妇、老人、儿童，尤其是学龄期儿童，平常在校一起学习，相互间接触机会多，另外学习压力大，体育锻炼少，身体抵抗力下降，都会增加患结核病的机会，大家要提高警惕！本身患有一些削弱免疫力的疾病（如艾滋病、糖尿病、肺尘埃沉着病、肿瘤、血液透析的尿毒症、胃大部切除等）患者，也容易受到结核分枝杆菌感染。

19. 结核病潜伏期有多长？

机体从结核分枝杆菌感染到发病所经历的时间长短不一，可数周、数月、数年甚至数十年才发病，原因是是否发病受到机体本身以及外界多种因素的影响，因此，感染了结核分枝杆菌以后虽然只有部分人发病，但终身都有发病的可能。

20. 结核病与肺结核是一回事吗？

不是。结核病包括结核分枝杆菌潜伏感染者、活动性结核病（活动性肺结核、活动性肺外结核）、非活动性结核病（非活动性肺结核、非活动性肺外结核）。而肺结核是指结核病变发生在肺、气管、支气管和胸膜等部位的结核病。

21. 结核病分类有哪些？

结核病分类应反映结核病的发生、发展与转归的客观规律，以便于进行临床治疗和结核病控制。由于各国间经济、文化水平不同，结核病的疫情严重程度各异，各国结核病控制的重点与策略亦不尽相同，结核病的分类也随之不同。目前为止，国际上尚未有一个较为理想、全面和统一的分类。我国根据国内结核病流行现状及防控策略，经国家卫生健康标准委员会传染病与消毒标准专业委员会讨论通过，国家卫生和计划生育委员会（今国家卫生健康委员会）于 2017 年 11 月发布了《结核病分类》（WS196–2017）。

1）结核分枝杆菌潜伏感染者

机体内感染了结核分枝杆菌，但没有发生结核病临床症状，没有临床细菌学或者影像学方面活动性结核病变的证据的人。

2）活动性结核病

具有结核病相关的临床症状和体征，结核分枝杆菌病原学、病理学、影像学等检查有活动性结核病变的证据。活动性结核病变按照病变部位、病原学检查结果、耐药状况及治疗史分类。

（1）按病变部位分

①肺结核。结核病变发生在肺、气管、支气管和胸膜等部位。分为以下五种类型。

a. 原发性肺结核。包括原发综合征和胸内淋巴结结核（儿童包括干酪性肺炎和气管、支气管结核）。

b. 血行播散型肺结核。包括急性、亚急性和慢性血行播散型肺结核。

c. 继发性肺结核。包括浸润性肺结核、结核球、干酪性肺炎、慢性纤维空洞性肺结核和受损肺等。

d. 气管、支气管结核。包括气管、支气管黏膜及黏膜下层的结核病。

e. 结核性胸膜炎。包括干性、渗出性胸膜炎和结核性脓胸。

②肺外结核。结核病变发生在肺以外的器官和部位。如淋巴结（排除胸内淋巴结）、骨、关节、泌尿生殖系统、消化道系统、中枢神经系统等部位。肺外结核按照病变器官及部位命名。

（2）按病原学检查结果分

①涂片阳性肺结核：痰涂片抗酸染色阳性。

②涂片阴性肺结核：痰涂片抗酸染色阴性。

③培养阳性肺结核：结核分枝杆菌培养阳性。

④培养阴性肺结核：结核分枝杆菌培养阴性。

⑤分子生物学阳性肺结核：结核分枝杆菌核酸检测阳性。

⑥未痰检肺结核：患者未接受痰抗酸染色涂片、痰结核分枝杆菌培养、分子生物学检查。

（3）按耐药状况分

①非耐药结核病。结核病患者感染的结核分枝杆菌在体外未发现对检测所使用的抗结核药物耐药。

②耐药结核病。结核病患者感染的结核分枝杆菌在体外被证实在一种或多种抗结核药物存在时仍能生长。耐药结核病分为以下几种类型。

a. 单耐药结核病：结核分枝杆菌对一种一线抗结核药物耐药。

b. 多耐药结核病：结核分枝杆菌对一种以上的一线抗结核药物耐药，但不包括对异烟肼、利福平同时耐药。

c. 耐多药结核病（MDR–TB）：结核分枝杆菌至少对异烟肼、利福平同时耐药。

d. 广泛耐药结核病（XDR–TB）：结核分枝杆菌除对一线抗结核药物异烟肼、利福平同时耐药外，还对二线抗结核药物氟喹诺酮类抗生素中至少一种产生耐药，以及三种注射药物（如卷曲霉素、卡那霉素、阿米卡星等）中的至少一种耐药。

e. 利福平耐药结核病：结核分枝杆菌对利福平耐药，无论对其他抗结核药物是否耐药。

（4）按治疗史分

①结核病初治患者，即符合下列情况之一的患者。

a. 从未因结核病应用过抗结核药物治疗的患者。

b. 正进行标准化疗方案规则用药而未满疗程的患者。

c. 不规则化疗未满 1 个月的患者。

②结核病复治患者，即符合下列情况之一的患者。

a. 因结核病不合理或不规则用抗结核药物治疗 1 个月及以上的患者。

b. 初治失败和复发患者。

3）非活动性结核病

（1）非活动性肺结核。无活动性结核病变相关临床症状和体征，细菌学检查阴性，影像学检查符合以下一项或多项表现，并排除其他原因所致的肺部影像改变可诊断为非活动性肺结核。

①钙化病灶（孤立性或多发性）。

②条索状病灶（边缘清晰）。

③硬结性病灶。

④净化空洞。

⑤胸膜增厚、粘连或伴钙化。

（2）非活动性肺外结核。非活动性肺外结核诊断参照非活动性肺结核。

22. 首次感染结核分枝杆菌，人体是如何进行"保卫战"的?

人体首次接触结核分枝杆菌，由于吸入的飞沫核太小，可通过气管黏膜－纤毛防御屏障到达终末肺泡。感染后，肺内结核分枝杆菌开始繁殖，结核分枝杆菌可通过原发病灶和肿大的肺门淋巴结经血液播散至全身。感染细菌的数量多少和机体免疫反应的强度将决定下一步会发生什么。在多数情形下，免疫反应将阻止细菌的繁殖，但可能会有少量的休眠菌存留下来，少数患者由于免疫反应不足以阻止细菌的繁殖，机体可在几个月内发病。初感染的自然治愈率大，仅有 5% ~ 10% 初感染者发病。

23. 原发性肺结核与继发性肺结核有什么区别？

原发性肺结核为结核分枝杆菌第一次侵入人体肺部发生的原发感染，系初染结核。原发性肺结核大多发生于儿童，其中未接种过卡介苗的儿童约占 20%，成人占 8%～10%。本型起病缓慢，症状多轻微而短暂，原发性肺结核预后大多良好，绝大多数患者病灶可自行吸收或钙化。原发性肺结核愈合后，可能遗留有少量休眠菌，当机体免疫功能低下时，"复燃"成为内源性感染，发生继发性肺结核病。

继发性肺结核是指原发感染过程中肺内遗留下的潜在性病灶重新复燃或结核分枝杆菌再次感染所引起的肺结核，多见于成年人，又称成人型结核病。病灶在肺内蔓延方式主要是通过支气管播散，病程较长，X 线表现多种多样。肺结核的各种基本病变如渗出性、增殖性、干酪性、结核性空洞、纤维性和钙化病灶等都有可能在继发性肺结核中出现，但常以一种病变为主。该型患者可因其反应性、病灶的范围、性质、治疗早晚与效果等不同，其预后有较大差别。

继发性肺结核应掌握初治时机，争取早期发现，积极正规合理化疗，使其彻底治愈，防止转成复治或慢性难治病例。

24. 哪些措施可以降低继发性肺结核的发生？

以下措施可降低继发性肺结核的发生：

（1）合理休息，避免劳累，适量运动，提高机体免疫力；

（2）保证营养的摄入，戒烟酒；

（3）避免情绪波动及呼吸道感染；

（4）坚持规律、全程、合理用药，服药期间出现不良反应及时就医，不擅自漏服、减量、停用或更换药物。

（5）定期复查胸片及检查肝、肾功能。

（6）与复发有关的另一因素是患者同时合并其他慢性疾病，如糖尿病、硅肺等，因此积极治疗并存的慢性病，可预防肺结核的恶化与复发。

总之，要对肺结核病进行及时而有效的治疗，使病灶内细菌得到控制与基本消灭，是预防复发的首要任务。

25. 继发性肺结核的感染方式有哪些?

继发性肺结核的发病机制有以下两种观点：一种认为是外源性再感染，即由外来的结核分枝杆菌重新感染而发病；另一种认为是内源性发病，是由原发感染遗留下的潜在性病灶重新活动而引起发病。目前，内源性发病为主的观点已被世界所公认。所以，预防继发性肺结核的关键在于彻底治疗原发性肺结核。

26. 活动性肺结核与痰菌阳性是一回事吗?

活动性肺结核是指病变发生在肺、气管、支气管和胸膜等部位且具有结核病相关的临床症状和体征，结核分枝杆菌病原学、病理学、影像学等检查有活动性结核病变的证据的结核病。痰涂片抗酸染色可为阳性，也可为非阳性。由于分枝杆菌分类众多，当分枝杆菌染色出现阳性（痰菌阳性）时，除可能为肺结核分枝杆菌的感染外，还可见于其他类型的分枝杆菌感染，如非结核分枝杆菌感染。

27. 为什么会出现耐药结核病?

耐药结核病是指结核病患者体内的结核分枝杆菌对一种或一种以上的抗结核药物耐药，所耐药物种类越多治疗越困难。耐多药结核病是指结核病患者体内的结核分枝杆菌对至少异烟肼、利福平两种抗结核药物耐药。耐药结核病的发生将导致以下危害：

（1）比普通肺结核病情重，难治愈，最严重的几乎无药可治。

（2）治疗时间长达 18～24 个月，治疗费用是普通肺结核的几十倍。

（3）病程长，传播给他人的机会更多，被传染者一旦发病就是耐药肺结核，社会危害更大。

哪些原因导致了耐药结核病的产生呢？耐药结核病的产生有病原菌、治疗以及规划三方面的原因。

1）病原菌方面的因素

（1）结核分枝杆菌的固有耐药性。从没有接触过某种药物而固有的对其耐药的野生株，例如牛分枝杆菌对吡嗪酰胺耐药。

（2）结核分枝杆菌的自然突变。在结核分枝杆菌的增殖过程中由于自然突变可以导致少量耐药菌的产生。

（3）获得性耐药。由于治疗不当等因素导致敏感的主体菌群被杀灭，而少量耐药突变株成为优势菌群而产生的获得性耐药。

2）治疗方面的因素

这种情况临床上多见，不正确的治疗可以导致耐药结核病的出现，从而影响患者治疗。

（1）单药治疗。联合用药是药物治疗的基础。单一药物治疗可以将敏感菌被杀灭，但耐药菌株会逐步繁殖成为优势菌，从而导致患者对使用的单一药物耐药。此外，对于治疗失败的患者，仅在失败方案中加用一种药物，名义上是多种药物在使用，但实际上由于患者对原有方案中药物已耐药，仅对新增加的药物敏感，可能导致原有的耐药性无法消除，又对新加入的药物耐药，这种耐药形式更具隐蔽性，名义上是联合用药，实则比单药治疗的形式造成的危害更大。另外，部分患者在感觉躯体不舒适时，自行吃几个月的抗结核药物，症状好转后停药，间断反复，最后病情越来越重，这种间断治疗的方法也会耐药。

（2）治疗方案不合理。在制订患者治疗方案时没有考虑患者的用药史和当地的耐药流行情况，导致治疗方案的不合理。

（3）药物剂量不足或者疗程不够。适量及规律用药是有效治疗的重要保证，药物剂量不足或者疗程不够将导致人体血药浓度的降低，无法及时、快速杀灭结核分枝杆菌，导致耐药的产生。

（4）服药方式不合理或药物吸收不佳。

（5）选用药物顺序不当，忽视交叉耐药现象导致同类药的用药顺序错误。

3）规划方面的因素

（1）规划不完善。

（2）直接督导下的短程化疗（DOT）质量不佳。

（3）治疗方案不合理。

（4）人力资源不足。

耐药结核病的产生是一系列原因综合作用的结果，但人为的因素更为重要，因此，控制结核病首先要提高治疗和规划管理治疗，这是预防耐药出现的最重要手段。

28. 耐药结核病的分类有哪些?

耐药结核病（DR-TB）是指体外试验证实结核病患者感染的结核分枝杆菌对一种或多种抗结核药物耐药的一类结核病，根据耐药种类分为以下四种。

1）根据耐药种类分为以下四种：

（1）单耐药结核病

结核病患者感染的结核分枝杆菌体外试验被证实对一种一线抗结核药物耐药。

（2）多耐药结核病

结核病患者感染的结核分枝杆菌体外试验被证实对不同时包括异烟肼、利福平在内的一种以上的一线抗结核药物耐药。

（3）耐多药结核病

结核病患者感染的结核分枝杆菌体外试验被证实至少对一线抗结核药物中的异烟肼、利福平耐药。

（4）广泛耐多药结核病

结核病患者感染的结核分枝杆菌体外试验被证实除了至少对两种主要一线抗结核药物异烟肼、利福平耐药外，还对任何氟喹诺酮类抗生素（如：氧氟沙星、左氧氟沙星、莫西沙星）产生耐药以及三种二线抗结核注射药物（如：卷曲霉素、卡那霉素、阿米卡星）中的至少一种耐药。

2）根据患者是否接受过抗结核药物治疗以及耐抗结核药物的种数，耐药结核病可分为：原发性耐药、初始耐药、获得性耐药、耐多药结核。

（1）原发性耐药结核

指没有接受过抗结核药物治疗而发生结核分枝杆菌耐药。

（2）初始耐药结核

指经治疗评估后，不能康健肯定以往没有接受过抗结核药物治疗或治疗小于 1 个月而发生的结核分枝杆菌耐药。包括原发性耐药和未发现的获得性耐药。

（3）获得性耐药结核

指接受过抗结核药物治疗且时间大于 1 个月而发生的结核分枝杆菌耐药。

（4）耐多药结核

指一马当先同时耐利福平和异烟肼的结核病患者。

（曹金秋）

29. 我国耐药结核病患者有多少?

我国是全球 22 个结核病高负担国家之一，我国的结核病患者总数约 450 万，位居全球第二。我国耐药结核病疫情形势严峻，世界卫生组织将我国列为"特别引起警示的国家和地区"之一。据全国结核病耐药基线调查报告结果表明，全国肺结核患者总耐药率为 37.8%，我国结核耐药率在不同地区存在较大差异，在经济发达的中东部地区初治涂片结核分枝杆菌阳性肺结核患者的广泛耐药率较高，在经济较落后的西部地区则复治涂片结核分枝杆菌阳性肺结核患者的单耐药率较高，总耐药率和耐多药率多数高于世界平均水平，疫情呈现流行和蔓延趋势。

30. 耐药结核病有什么危害?

1）诊断复杂

耐多药结核病诊断完全依赖实验室，要判断一个结核病患者是否是耐多药结核，痰涂片后需要继续做痰培养，痰培养阳性后还需要做药敏试验。所花费的总时间为 2 ~ 3 个月。且培养和药物敏感试验均需特殊的设备。

2）治疗周期长

一个普通结核病患者，治疗周期一般为 6 ~ 9 个月。而耐多药结核病患者治疗周期为 18 ~ 24 个月，甚至 36 个月，是普通结核病患者的 3 ~ 6 倍。作为最重要的二线药物之一，注射剂（如卡那霉素、卷曲霉素等）使用时间在 6 个月以上。

3）治疗所用药物多，不良反应大

治疗普通结核病患者的一线药物为 4 ~ 5 种，不良反应率不高；而耐多药结核病患者治疗药物为 5 ~ 6 种，所用的二线抗结核药物的不良反应率较高。

4）治愈率低

目前我国普通结核病患者治愈率已超过 90%。耐多药结核病患者的治愈率只有 50% ~ 60%。也就是说，现在的条件下将近一半的耐多药结核病患者无法得到治愈。

5）药品费用昂贵

一名耐多药结核病患者 24 个月治疗药品总费用接近 2 万元，是普通结核病患者的几十倍，甚至更高。

6）威胁还在不断增加

耐药结核由于治愈率低且同样具有传染性，若被耐药结核病患者所排出的耐药结核分枝杆菌传染，即会成为耐药结核分枝杆菌感染者。因此，耐药结核病对广大人民群众身体健康造成的威胁更大。

31. 耐药结核病如何治疗？

耐药结核病治疗主要以药物治疗为主，包括口服药物和注射药物。具体治疗方案需要医生以药敏试验结果和地区耐药监测资料为依据，结合患者既往用药的治疗反应和耐受情况，进行个体化的抗结核药物选择。耐药结核病不同于普通结核病，其疗程通常为 18 ~ 24 个月，甚至更久，患者应按照医生的化学治疗方案，坚持早期、联合、适量、规律、全程的用药原则，并定期复查 X 线和肝、肾功能等相关检查，服药期间如果出现不良反应需及时就诊，不要随意增、减药量和更换药物种类，不能漏服药物。

32. 非结核分枝杆菌也能引起结核病吗？

非结核分枝杆菌可通过呼吸道、胃肠道、皮肤等途径侵入人体，治病过程和病理变化都与结核病极其相似，临床表现也与结核病雷同，但全身症状相对较轻，有的患者可能长期无明显症状。目前的研究中非结核分枝杆菌引起结核病的依据还没有得到证实，但由于两者相似度极高，且非结核分枝杆菌检测相对于结核分枝杆菌检测的难度更大，所以临床上很容易误诊。

33. 肺结核与非结核分枝杆菌肺病如何鉴别?

分枝杆菌中除结核分枝杆菌(MTB)与麻风分枝杆菌外,其余的分枝杆菌均属非结核分枝杆菌(NTM)。近100年来相继发现近100种非结核分枝杆菌,已被证实NTM中30%有致病性,最多见是引起非结核分枝杆菌肺病。非结核分枝杆菌肺病的临床症状、X线、痰涂片与培养检查、PPD试验、病理学检查都酷似肺结核,临床上对两病的鉴别诊断极为困难,肺结核治疗效果不佳时,才开始考虑非结核分枝杆菌肺病。只有从痰中分离培养出分枝杆菌后,再做菌型鉴定,才能鉴别诊断非结核分枝杆菌肺病与肺结核。具体见表1-1。

表1-1 肺结核与非结核分枝杆菌肺病的鉴别要点

项目	肺结核	非结核分枝杆菌肺病
年龄	40岁以下多见	40岁以上多见
性别	男女无明显差异	男性多
家庭接触史	多有	无
慢性肺病史	多无	多有
肺结节病症	多	少
空洞	尖、后、背段厚壁空洞多	胸膜下薄壁空洞多
钙化灶	多	少
结核分枝杆菌素反应	强阳性多	弱阳性多

34. 治病不如先防病,预防性治疗可行吗?

我国是结核病高负担国家之一,不仅活动性结核病患者数量多,潜伏性结核病感染者基数也庞大,潜伏性感染者如不进行治疗,有5% ~ 10%会发展成活动性结核病,并成为新的传染源,造成结核病的进一步传播。根据WHO的相关指南和我国的实际情况,对我国开展结核分枝杆菌感染检测和预防性治疗的对象推荐如下:

(1)与病原学阳性肺结核患者密切接触的5岁以下儿童结核感

染者。

（2）人类免疫缺陷病毒（HIV）感染者及艾滋病患者中的结核分枝杆菌感染者，或结核感染检测未检出阳性但临床医生认为确有必要进行预防性治疗的个体。

（3）与活动性肺结核患者密切接触的学生感染者。

（4）其他人群，包括结核分枝杆菌感染者中需使用肿瘤坏死因子治疗、长期应用透析治疗、准备做器官移植或骨髓移植者、硅肺患者以及长期应用糖皮质激素或其他免疫抑制剂的结核分枝杆菌感染者。

目前我国预防性服药的相关研究较少，处于刚刚开启的阶段，患者需要咨询专业医生，进行规范化的治疗，不可擅自服药。

35. 预防结核病的疫苗有哪些，可以接种吗？

卡介苗是唯一获准用于预防结核病的疫苗，广泛用于新生儿，已表明能有效预防儿童结核病，但不能预防成人肺结核病复发或人类免疫缺陷病毒（HIV）感染相关的结核病。随着耐药结核病的迅速传播，使得卡介苗的保护力降低，因此研发高效、安全的新型结核疫苗工作刻不容缓。目前，全球有20多种创新的候选疫苗正在或已经进入到临床试验评估阶段。

36. 国家有哪些关于治疗结核病的优惠政策？

为加强对肺结核的预防控制，减轻患者经济负担，国家对肺结核患者的诊断治疗有一定的优惠政策。

1）国家对以下几类人群实施减免政策

（1）新发的活动性肺结核患者，无论痰涂片为阳性还是阴性均可免费治疗。

（2）复治结核分枝杆菌阳性的肺结核患者，即曾经患过结核病再复发，且痰涂片检查为阳性的具有传染性的患者。

（3）结核性胸膜炎患者，主要针对学生，学生罹患结核性胸膜炎概率较高。

2）国务院制定的《全国结核病防治规划（2001—2010 年）》指导原则

国务院制定的《全国结核病防治规划（2001—2010 年）》指导原则中指出：实行肺结核患者治疗费用"收、减、免"政策。对没有支付能力的传染性肺结核患者实行免费治疗。目前，全国各省份实行了不同经费来源的结核病控制项目，实施项目的省份都实行了对传染性肺结核患者进行免费检查和免费抗结核药物治疗的优惠政策。

我国对肺结核患者的减免政策如下：

（1）免费治疗的对象：新发现的活动性肺结核患者（不包括单纯性结核性胸膜炎），每个患者享受一个疗程的免费查治。有肺结核可疑症状（咳嗽 3 周以上，咯血或痰中带血，发热、胸痛两周以上）的患者。

（2）免费的药品：包括异烟肼、利福平或利福喷丁、乙胺丁醇、吡嗪酰胺、链霉素等药品及注射器、注射用水等物品，由定点诊治机构为患者免费提供。

（3）免费的检查：对初诊的疑似肺结核患者进行免费痰涂片检查和免费胸片检查；对活动性肺结核患者提供免费的一线抗结核药物和治疗过程中的 3 次痰涂片及两次胸片检查。

3）医保对二线抗结核药物实施比例报销

目前贝达喹啉和德拉马尼已进入国家乙类医保目录，甲类目录是可以全部报销的，但是乙类目录各地报销比例不一，患者仍需负担相当一部分医药费。

（注：各地相关优惠政策及医保服务政策有所不同，详情可咨询

当地结核病防治医院）

37. 什么是卡介苗？

卡介苗是一种减毒的活结核分枝杆菌，是将牛分枝杆菌在人工培养基上经过 13 年 230 次连续移植传代培养后，使其对人体失去致病力，但能使机体产生免疫力。经过几十年的研究和实践观察，卡介苗已成为人类预防结核病的有效武器，特别是对儿童和青少年具有明显的保护作用。

38. 新生儿为什么需要接种卡介苗？

卡介苗是 WHO 推荐预防结核病的唯一疫苗。自 1921 年以来，卡介苗使用已近百年，作为儿童免疫计划的一部分，其接种人数超过 30 亿，卡介苗对儿童中的结核性脑膜炎和播散性肺结核有很好的预防作用，可降低重症结核病的风险。新生儿接种卡介苗的保护效果已得到充分肯定，但卡介苗对成人肺结核的预防作用效果不一，保护效果为 0 ~ 80%。

39. 错过卡介苗最佳接种时间，可以补打吗？

国家卫生健康委员会规定：卡介苗接种时间一般在婴儿出生后 24 小时内进行接种，没有接种卡介苗的婴儿，如果还未满 3 个月，可以直接补种，如果在 3 个月到 3 岁，要进行结核分枝杆菌素试验，结果为阴性可以补种；4 岁以及 4 岁以上的儿童就不再补种。成人不建议接种卡介苗。

40. 卡介苗接种后终身不患肺结核吗？

不一定！接种卡介苗获得的免疫成功率最高为 80%，且免疫力只能维持 5 ~ 10 年，随着机体免疫力下降，仍有感染外界结核分枝杆菌的可能。卡介苗的主要作用在于其大大降低了儿童血行播散型肺结核、结核性脑膜炎等重症结核的概率，但不能保证接种者终身不患结核病。

41. 卡介苗注射适应证及注意事项有哪些?

1）适应证

（1）适用于出生 3 个月以内的婴儿。

（2）现用于治疗恶性黑色素瘤，或在肺癌、急性白血病、恶性淋巴瘤根治性手术或化疗后作为辅助治疗，均有一定疗效。

（3）灭活卡介苗还用于预防小儿感冒、治疗小儿哮喘性支气管炎以及预防成人慢性支气管炎。

2）注意事项

（1）接种后两周左右，局部可出现红肿浸润，若随后化脓，形成小溃疡，可用 1% 甲紫涂抹，以防感染。一般 8 ~ 12 周结痂，如遇局部淋巴结肿大可用热敷处理；如已软化形成脓肿，可由医生用灭菌注射器抽脓；如已穿孔，则请医生检查，可用 10% 磺胺软膏或 20% 对氨基水杨酸软膏处理。

（2）凡患有结核病、急性传染病、肾炎、心脏病、湿疹、免疫缺陷病或其他皮肤病者均不予接种。

42. 什么是特异性免疫力?

人体从出生以来，外界各种的感染因素特别多，人类进化出两种抵御外界感染的方式：一种是非特异性免疫力；另一种是特异性免疫力。特异性免疫力是人体在后天感染了某种病原体，或人工预防接种（菌苗、疫苗、类毒素、免疫球蛋白等）而使机体获得抵抗感染的能力。如果没有感染过，就没有这方面的免疫，比如没接种过卡介苗的婴儿就没有结核病获得性免疫力，感染结核分枝杆菌后就容易得结核病；从来没得过水痘的人，没有特异性的免疫方式，就容易得水痘。

43. 如何早期发现结核病?

结核病发病一般比较缓慢，有的患者没有任何症状，一体检却被诊断为结核病，有的患者可能身体出现了轻微症状，如咳嗽、头痛、腹痛，但是不会考虑是结核病，往往当成普通感冒、肠炎等疾病治疗，从而耽误治疗，最后发展成为重症结核病，那么我们如何早期发现结核病呢?

（1）了解周围是否有肺结核患者，尤其是排菌的肺结核患者，如果是家人、同事、同学或其他关系比较密切、日常经常交谈的人，又没有实施具体隔离措施，那就容易患结核病。

（2）注意身体的某些症状，不可掉以轻心，如肺结核早期会有咳嗽、发热、盗汗等症状；结核性脑膜炎早期会有头晕、头痛，不及时治疗患者可出现抽搐、昏迷，甚至死亡；结核性腹膜炎会有腹胀、腹痛等症状。当身体出现异常症状时及时到正规医院进行检查治疗，以免误诊。

（3）定期体检。体检项目包括：胸部计算机断层扫描（CT）、PPD 试验、痰涂片等结核病相关检查。

44. 肺结核的主要症状有哪些?

肺结核早期，有的患者可无任何症状或症状比较轻微，也有部分肺结核患者有典型的临床特征。

1）全身症状

发热为最常见症状，多为长期午后低热。部分患者伴有乏力、食欲减退、消瘦、盗汗等。有些人还会感觉疲倦、乏力，工作和生活中精力不充沛，体重下降，未绝经女性出现月经失调和闭经。

2）呼吸系统症状

（1）咳嗽、咳痰：咳嗽、咳痰两周以上或痰中带血是肺结核的常见症状。表现为咳嗽较轻，干咳或咳少量黏液痰。常规的抗感染治疗或者对症处理无法缓解症状。

（2）咯血：约 1/3 患者咯血，多数为少量咯血，少数为大咯血。

（3）胸痛：结核病灶累及胸膜时可表现为胸痛，随呼吸运动或咳嗽加重。

（罗兰）

45.儿童肺结核有哪些特点？

儿童是肺结核的易感人群，好发于校园等生活密集场所，有时可暴发流行。

肺结核、支气管结核以及结核性胸膜炎是儿童结核病患者主要的发病类型。

儿童发病无明显性别差异，在年龄分布上，有明显的递增现象，随着年龄增加患病率增加。

确诊时间较短，起病一般较急，症状较为突出和明显，临床主要以发热、盗汗、咳嗽、胸痛、食欲缺乏等症状为主要表现，还可伴有呼吸困难等不典型表现。

儿童多为首次起病，结核病单次足量系统性治疗痊愈率较高，故耐药性较少。

儿童肺结核影像特点具有病变部位较典型、病灶类型多样的特点：

（1）多累及单侧肺上叶尖后段及下叶背段，其次为双肺或（和）单侧肺基底段、舌叶、中叶。

（2）以渗出为主，增殖病变和纤维化次之，易形成薄壁空洞。

（3）特异性征象有小叶中心结节、不确定模糊结节、树芽征、小空洞及支气管壁增厚等。

46. 老年肺结核有哪些特点?

老年肺结核患者以男性居多，病程长，合并症多，起病隐匿，临床症状不典型，有时以合并症为主要临床表现，易造成漏诊或误诊。有报道老年肺结核误诊率为 34%；老年肺结核病灶范围广泛，易形成空洞，痰阳性率高；由于老年人各个器官退行性变化，加上长期吸烟、饮酒、营养不良等，进一步影响了自身免疫力。

47. 如果没有任何症状，可能患肺结核吗?

有可能。有些人感染肺结核以后受到机体免疫影响，并不会出现明显的症状反应，但是通过胸部 CT 或者是结核分枝杆菌素试验是可以检测出来的。

48. 肺上发现结节，是得了肺结核吗?

不一定！肺上结节有可能是其他感染或者其他疾病引起的，肺结节只是影像学上的肿物，结节性质可以是良性，也可以是恶性的，需要进行鉴别诊断才能确定结节的性质。肺部结节还需要进行 PPD 试验、痰查结核杆菌，血液中查结核抗体等筛查，排除结节是否由结核感染引起。

49. 肺结核患者发热有什么特点?

肺结核患者的发热主要有以下特点：

（1）以长期低热为主，在下午 4 ~ 8 时发热，翌晨降至正常。

（2）体温不稳定，波动性大，早晚可相差 1℃ 以上。

（3）时常同时伴有乏力、盗汗及体重减轻等症状。

（4）急剧扩散进展的肺结核可有高热，呈稽留型或弛张型，有畏寒但一般无寒战，在未明确诊断接受抗结核化疗前虽然高热不退，但精神状态相对较好，可与其他严重细菌性肺部感染患者十分虚弱、精神不振相区别。

（5）女性月经期前体温升高在月经后不能如正常情况迅速恢复。

（6）较顽固的弛张型高热要考虑肺外结核，特别是肝结核的存在。

（7）发热伴多发性关节痛、关节炎或伴有四肢伸侧面的结节性红斑及环形红斑时，应考虑为结核引起的"结核性风湿症"。

• 知识拓展 •

结核性风湿症是什么呢?

在临床上，结核性风湿症不是结核分枝杆菌直接感染关节所导致的，而是结核原发感染变态反应引起的多发性关节炎，是对结核分枝杆菌的某一成分的免疫反应，常伴有全身其他部位结核，如结节性红斑，疱疹性结膜炎或渗出性胸膜炎等，有时经过各方面的检查，未能发现结核源原发病灶，但结核分枝杆菌素试验可呈强阳性。结核性风湿症以青年女性多见，临床表现为膝关节、踝关节、肩关节或腕关节等处的红肿、热、痛，可有关节囊的炎性渗出，诊断需要有结核感染的证据，抗结核治疗有效，可加用非甾体类抗炎药物对症治疗。

50. 结核性胸膜炎患者出现胸痛是什么原因?

多数结核性胸膜炎患者常常会感觉胸部疼痛，胸痛多在疾病早期，位于胸廓呼吸幅度最大的腋前线或腋后下方，呈锐痛，随呼吸加深或咳嗽而加重。胸痛的主要原因是胸膜上分布有丰富的神经，患结核性胸膜炎时炎症及释放的炎症因子可直接刺激神经而引起疼痛；当胸膜炎引起胸膜粘连时，呼吸运动所致的机械牵拉也可引起胸痛。部分结核性胸膜炎患者即使已治愈，但是由于胸膜粘连不可逆，所以胸痛可能会长期伴随存在。

51. 肺结核患者出现咯血是怎么回事？

部分肺结核患者咳嗽后，咳出的全是血。其实不少肺结核患者都有咯血的症状，原因多为病变引起局部血管侵蚀损伤、变形、扭曲和扩张，导致血管破裂出血。此外，长期咳嗽的机械性刺激也可以引起毛细血管破裂造成咯血。少量咯血仅表现为痰中带血，大咯血时血液可从口鼻涌出，阻塞呼吸道，甚至造成窒息而死亡。

52. 咯血时怎样进行自我护理？

患者需以平静的心态对待，避免过度紧张，避免因焦虑而再次出血。

（1）出现胸闷、咽喉部痒、口中有血腥味等咯血先兆时，应采取患侧卧位，尽量将口中的血咳出。

（2）应卧床休息，避免搬动，积极安慰患者从而消除其紧张情绪。

（3）中量及大量咯血患者应绝对卧床休息，大小便均在床上使用便器进行，以防止活动加重咯血。

（4）大咯血时应平卧、头偏向一侧，便于将血液咳出。

（5）患者在大咯血过程中如出现咯血骤然减少或中止，同时伴有胸闷和极度烦躁不安、大汗淋漓、瞪眼张口、呼吸浅促等症状时，应警惕发生窒息的可能。家属应立即抱起患者的下半身，使其身体倒置与床面呈 45°～60°，另一人轻托患者的颈部，使头向背部屈曲，同时以空心掌拍击背部，以使血液容易排出来。

（6）出血停止后不要过早下床活动，待病情好转、症状消失、体力恢复后，可视患者具体情况进行活动。首先应在病床周围活动，未再咯血后方可到室外进行适当的活动，如散步。

（7）咯血停止后宜进食温凉半流质饮食，忌辛、辣、刺激性食物；可食用瘦猪肉、鸡、蛋、禽类等高蛋白质食品；鼓励多食新鲜水果、蔬菜，防止便秘。

53. 什么是低热、高热和长期发热？

低热是指腋温波动在 37.0 ~ 37.5℃的发热。如果低热时间在一个月以上，可称为长期低热。长期低热的病因以感染为常见，其中结核感染占首位。

高热是指腋温波动在 39.1 ~ 40.4℃。长时间高热可引起脱水、氧耗量增加、细胞代谢紊乱、神经功能障碍等。因此，对高热患者必须及时处理。

长期发热是指无论是高热还是低热，发热持续 2 周以上称为长期发热。引起长期发热的原因有很多，主要分为感染性发热和非感染性发热两大类。

54. 什么是潮热？

潮热是指发热具有一定的规律性，就像潮水涨落一样，多数情况下，由面部或者胸部开始，蔓延至全身，部分患者可见面部明显潮红。每次发作时间可持续 20 ~ 30 分钟，发作次数不定，可一周发作几次，也可一天发作几次，甚至每小时都发作。

55. 什么是盗汗？

盗汗是指入睡后出汗，醒后汗止。常发生于体虚患者，系自主神经系统功能紊乱所致，也是结核病的中毒症状之一。轻度盗汗者，入睡后仅在头、颈部或腋下出汗；严重盗汗者则全身出汗，甚至衣被均被汗湿。盗汗患者常兼有结核其他中毒症状，如低热、全身疲乏无力、食欲缺乏、体重减轻、心悸、失眠等。

56. 发热、盗汗的患者需要注意什么？

发热时，患者食欲明显减退，应少食多餐，食物应清爽、少油腻。体温超过 39.5℃，应采取退热措施。如利用冰块、冷湿毛巾置于颈部两侧、腋窝、腹股沟等大血管处加速散热，置于前额处降低颅内温度。禁冷部位：胸前区、腹部、枕后、耳郭、阴囊、足底，因可引起反射性的心率减慢、腹泻等不良作用；服用阿司匹林、对乙酰氨基酚等退热药物时，需在医生的指导下使用。

盗汗由体虚、自主神经系统功能紊乱所致。对于有盗汗症状的结核病患者要进行合理调节，做到规律生活和睡眠；为患者提供安静、舒适的睡眠环境，睡前可听轻音乐帮助入眠；患者的睡衣、被褥要轻柔、吸汗，并及时更换；有盗汗症状的结核病患者要加强营养。

57. 怀疑结核病应该去哪儿就诊？

如果怀疑得了结核病，可前往当地正规结核病防治机构或指定的医疗预防保健机构进行诊治。不要偏听、偏信，盲目就医，以免造成结核病的误诊、漏诊，延误治疗。

（张耀之）

58. 诊断结核病需要做哪些检查？

结核病在我国被列为重大传染病之一，它是严重危害人民群众身体健康的呼吸道传染病，夺去了无数人的生命，因此"早发现、早治疗"不能仅仅成为一个口号，而是必须落到实处，首先要做的就是对疑似结核病患者进行必要的检查，那诊断结核病通常要进行哪些检查呢? 常见的检查项目如下。

1）影像学检查

（1）胸部 X 线检查：就是平常所说的"拍胸片"，它是诊断肺结核的重要方法，可以早发现结核病变。拍胸片虽然简便、经济，但其分辨率远远不及 CT 或磁共振成像（MRI）检查。

（2）CT 检查：包括平扫 CT、增强 CT 和脑池造影 CT。CT 检查对组织的病变分辨力更高，通俗地说就是"看得更清楚，看得更细微"，它还可以显示 X 线检查无法显示的器官和病变。

（3）MRI 检查：MRI 检查就是磁共振，可以三维立体地了解组织器官以及病变的大小、形态、分布等具体情况，通俗来讲就是检查部位更加全面和细化，可以看到更加细微的病变，而且没有 CT 检查中的伪影，不需要注射造影剂，无电离辐射，对身体没有不良影响，但是相对而言，它的费用比较高。

（4）正电子发射计算机断层显像（PET-CT）检查：近年来，随着影像技术的发展，PET/CT 被应用在胰腺结核的鉴别诊断上，并用于对结核治疗有效性的评估，具有一定优势，但价格较昂贵。

2）细菌学检查

（1）痰结核分枝杆菌检查：就是平常所说的"查痰"。有些结核病患者痰中带有结核分枝杆菌，就具有一定的传染性，因此痰结核分枝杆菌检查在临床中意义重大，是确诊肺结核的主要方法，也是制订化疗方案和考核治疗效果的主要依据。每一位有肺结核可疑症状或肺部有异常阴影的患者都需要查痰。常用的方法是痰涂片法和痰培养法。

（2）分子生物学：在结核病分子生物学诊断方法中，病原菌的分子生物学诊断在结核病诊断中占据重要地位。目前临床主要有以下几种检查方法。

①结核分枝杆菌 DNA 检测：Xpert MTB/RIF 技术是结核病实验

室诊断方法中发展快速和应用广泛的检测方法，常用于骨关节结核、结核性胸膜炎、儿童结核病的检查。聚合酶链反应（PCR）技术是现代分子生物学检测方法，可检测痰标本中少许结核分枝杆菌的特异性DNA，将标本中微量的结核分枝杆菌DNA加以扩增，方法灵敏，较培养法阳性率高，特异性高，检测快速，两天甚至几小时即可出结果，还可以做菌型鉴定。

②结核分枝杆菌RNA检测：该技术可应用于疑似肺结核患者的快速诊断，可辅助肺结核的早期诊断，若明确诊断为肺结核，可辅助疗效判断，为治疗方案的早期调整提供参考。

3）病理性检查

病理性检查，通俗来讲就是采集患者少量病变组织或器官进行检查，追查结核分枝杆菌、癌细胞等特异性结果的检查。

（1）传统病理学诊断：通过镜下直接观察病灶组织的病理形态变化，利用特殊染色找出病原菌来获得诊断结果，具有简便易行、针对性强、结果准确可靠的特点，广泛用于临床。

（2）免疫组织化学诊断：是检测组织标本蛋白表达及分布的有效手段，为结核病诊断及发病、转归的机制研究提供了很好的方法学支持。

（3）分子病理学诊断：近年来，国内结核病分子病理诊断技术呈现迅速发展的态势。包括结核分枝杆菌聚合酶链反应（TB-PCR）等分子生物学技术逐渐在大型医院病理科展开，有效提高了结核病病理学诊断的敏感性和准确性。

4）免疫学检查

（1）结核分枝杆菌素试验（PPD皮试）：由于很多国家和地区广泛推行卡介苗接种，结核分枝杆菌素试验阳性不能区分是结核分枝杆菌的自然感染还是卡介苗接种的免疫反应，所以在卡介苗普遍接种的地区，结核分枝杆菌素试验对检出结核分枝杆菌感染受到很大限制。目前世界卫生组织与国际防痨和肺病联合会推荐使用的结核菌素为纯蛋白衍生物（PPD），以便于国际结核感染率的比较。

结核分枝杆菌素试验能检出是否感染结核分枝杆菌，但不能检出是否得了结核病，对儿童结核病诊断具有参考意义。

（2）γ-干扰素释放试验：它是诊断潜伏期结核分枝杆菌感染的试验，具有较高的灵敏度和特异性，且不受卡介苗接种及机体免疫状态的影响，可使患者得到早期诊断和及时治疗，避免误诊，减少抗药性，节省医疗费用。国外 γ-干扰素释放试验（IGRA）主要用于诊断结核分枝杆菌潜伏感染、监测结核分枝杆菌潜伏感染发展为活动性结核病，而我国 IGRA 试验主要用于活动性结核病的辅助诊断和鉴别。

（3）结核分枝杆菌抗体检测：血液中、痰液中结核抗体检测阳性也具有诊断价值，主要用于临床和 X 线检查疑为肺结核而不易获得痰标本的儿童或痰涂片阴性患者的诊断。

5）介入检查

（1）纤维支气管镜检查：常用于支气管结核和淋巴结支气管瘘的诊断。对于肺内病灶，可以采集分泌物或灌洗液标本做病原体检查，也可以经支气管肺活检获取标本进行检查。

（2）超声支气管镜检查：超声支气管镜将超声技术与支气管镜技术融合，近年来在国内已经广泛开展，包括超声引导下经支气管镜针吸活检（EBUS-TBNA）和超声引导下经支气管引导鞘肺活检（EBUS-GS）等。

59. 诊断结核病的金标准是什么？

痰结核分枝杆菌检查常作为结核病诊断的金标准，换一种说法就是，痰里面查出了结核分枝杆菌，就可以诊断为结核病。

60. 什么是PPD试验？

PPD 试验也称为结核分枝杆菌素试验，目前世界卫生组织和国际防痨和肺病联合会推荐使用的结核菌素为纯蛋白衍生物（PPD）。PPD 试验广泛应用于检出结核分枝杆菌的感染，而非检出结核病。

61. PPD试验结果的诊断意义是什么？

PPD 试验用于检出结核分枝杆菌的感染，而不是检出是否得了结核病，对儿童结核病诊断有参考意义。

1）测量方法

不能以红晕大小来判断，应分别测量硬结的横径加纵径之和，再除以 2。

2）分级方法

（1）硬结平均直径< 5 mm，为阴性（－）。

（2）硬结平均直径为 5 ~ 9 mm，为阳性（＋）。

（3）硬结平均直径为 10 ~ 14 mm，为阳性（＋＋）。

（4）硬结平均直径≥ 15 mm，或者不足 15 mm 但有水疱、组织坏死均为强阳性（＋＋＋）。

3）结果的诊断意义

（1）阴性结果表示除未受到结核分枝杆菌的感染外，还有一些情况也会出现阴性反应，如应用免疫抑制剂、糖皮质激素或患麻疹、百日咳者；结核分枝杆菌感染后在变态反应充分建立之前时；淋巴细胞免疫系统缺陷者和免疫力低下的老年人等。

（2）阳性结果表示曾感染过结核分枝杆菌或接种过卡介苗，并不一定患了结核病。我国城市居民成人结核感染率在 60% 以上，成人结核阳性反应并无多大诊断意义。

（3）强阳性常提示为活动性结核病，具有诊断价值；未接种卡介苗的儿童，PPD 试验呈阳性反应时则表示体内有新的结核病灶，即使无症状，也应视为活动性结核病，应给予治疗。年龄越小，活动性结核病的可能性越大。

62. PPD试验结果阳性就一定患了结核病吗?

PPD 试验结果阳性表示曾经接种过卡介苗，体内有一定的抗体，但是不一定患了结核病，还需要根据临床症状和其他检查，例如胸部 CT 等结果综合来判定；强阳性结果则具有一定的诊断价值；另外，未接种卡介苗的儿童如果 PPD 试验结果阳性，活动性结核病的可能性较大。

63. 结核病治愈以后PPD试验结果会转为阴性吗?

结核病治愈后 PPD 试验结果一般不会转阴，因为患者机体已经产生了针对结核分枝杆菌的抗体，即针对结核分枝杆菌的免疫力，在免疫力正常且不应用免疫抑制剂的情况下，PPD 试验结果应该是呈阳性的。

64. 什么是痰涂片检查?

结核病患者的痰涂片检查是发现传染源的最主要途径，是结核病诊断与鉴别诊断、化疗方案、考核疗效和评价防治效果的可靠标准。痰涂片检查是将痰液涂在玻片上，通过抗酸染色后在高倍显微镜下观察有无结核分枝杆菌的一种方法。具有简单、快速、易行、经济、可靠的特点。每毫升痰中含 5 000 ~ 10 000 个细菌时可呈阳性结果。痰涂片检查阳性只能说明痰中含有分枝杆菌，但不能区分是结核分枝杆菌还是非结核分枝杆菌。

65. 什么是痰培养检查?

痰培养是通过对患者下呼吸道（支气管和肺）进行的一种细菌学检验方法，是诊断各种不明原因呼吸道感染时的必要手段之一。通过痰培养检出致病菌以后再鉴定细菌种类，并得出相应的致病原菌。但是，在对痰培养标本的采集过程中非常容易受患者口咽部细菌的污染，常常影响医生的诊断以及方案的制订，因此正确采集痰液对医生的临床诊断非常重要。

66. 如何正确采集痰标本?

在痰标本的化验过程中，如何正确地留取痰标本和及时送检是非常关键的环节，它直接关系到化验的质量和结果。由于肺结核患者排菌有间断性和不均匀性，传染性患者可能查一次痰查不出来，因此需要多次查痰，通常送 3 份不同时段（即时痰、清晨痰、夜间痰）的痰标本检查。即时痰是指就诊时咳出的痰，清晨痰是晨起用清水漱口后经喉咙深部咳出的痰，夜间痰为夜间咳出的痰液。合格的痰标本应是脓样、干酪样或脓性黏液样的痰，避免留取鼻咽部分泌物或唾液，痰量不能过少，一般以 3 ~ 5 ml 为宜。

1）能自行排痰者的痰标本采集

能自行排痰的患者，采集方法如下（图 1-1）：

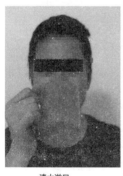 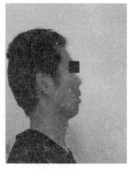 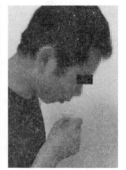

清水漱口　　　　　深呼吸 2 ~ 3 次　　　　用力咳出气管深部痰液

图 1-1　痰液采集方法

（1）当患者咳嗽、咳痰时，易产生含有结核分枝杆菌的气溶胶，感染周边人群的概率较高，故采集痰标本时应在远离人群的开放空间或通风良好的留痰室内进行。

（2）深吸气2~3次，每次用力呼出，从肺部深处咳出痰液，将开盖的痰盒靠近嘴边收集痰液，拧紧盒盖（注意：如有出血危险的患者避免用力咳嗽）。

（3）如果患者刚吃过东西，应先用清水漱口，装有义齿的患者在留取痰标本之前应先将义齿取出。

2）不能自行咳出痰液者的痰标本采集

需要护士协助叩背排痰：将五指并拢，向掌心弯曲，使其掌心成为一个空心的弧形，用弧形的空掌心从背部的下方开始慢慢地叩至背部的上方，由一侧背部的外面叩至脊柱旁，如此反复叩击3~5次，再换另一侧，这种方法会使黏在肺泡壁、气管、支气管的痰液松动而脱落，有利于患者采取合格的痰液标本。

67. 在家里留取的痰液怎样保存和送检？

1）痰标本的保存

痰液标本留取好以后，最好在2小时内送检，当天不能检查的痰标本应放置于4℃冰箱内保存。

2）留取痰标本的容器

患者可以在医院领取痰液标本采集瓶，一般采用的是国际通用螺旋盖痰瓶，或选用直径40 mm、高20 mm有螺旋盖可密封的塑料盒，容器上应注明患者姓名、送检日期。

3）痰标本的运送

留取痰标本后，应将容器密封，切勿倒置，以防痰液外溢；应认真核对痰盒上的标注是否正确清晰，是否与检验单一致，痰容器应采用可密封的塑料盒运送至医院。

68. 痰菌+~++++有什么意义?

肺结核患者的痰涂片检查是发现传染源的最主要途径,是肺结核病的诊断与鉴别诊断、化疗方案、考核疗效和评价防治效果的可靠标准。痰涂片结果中"+"表示单位内痰中结核分枝杆菌数量,"+"号越多表示结核分枝杆菌数量越多,传染性越强。但是涂片阴性也不能排除肺结核,因此需要连续检查 3 次以上,可提高痰液抗酸杆菌检出率。痰涂片抗酸杆菌(AFB)检查结果分级报告参照国家标准,如下:

1)AFB 阴性

连续观察 300 个不同视野未发现 AFB,常规送检 3 次 9 个痰标本。

2)AFB 可疑(+/−)报菌数

1~8 条 AFB/300 个视野。

3)AFB 阳性(+)

3~9 条 AFB/100 个视野。

4)AFB 阳性(++)

1~9 条 AFB/10 个视野。

5)AFB 阳性(+++)

1~9 条 AFB/ 每个视野。

6)AFB 阳性(++++)

≥ 10 条 AFB/ 每个视野。

69.留取痰标本时没有痰怎么办?

1)痰诱导

痰诱导(IS)是以高渗盐水雾化吸入来诱导无痰或少痰的受检者产生足量的痰液,以对气道分泌物中的细胞及相关成分进行分析研究的一种方法。痰诱导后留取的是下呼吸道的深部痰液,痰中的活细胞数明显高于自发排痰,可以帮助提高痰液细菌阳性率的检出,因此在临床上，对于无痰或少痰的肺结核患者，痰诱导联合排痰仪拍背是一种安全、有效的留痰方法。

2）振动排痰仪采集痰液

振动排痰仪既可对支气管黏膜表面代谢物起到松弛与液化作用，还可帮助支气管内已液化的黏液按选择的方向排出，具有深穿透性、叩振结合的特点。

3）纤维支气管镜（简称纤支镜）留取痰标本

可经纤支镜进行支气管灌洗，留取灌洗液进行抗酸杆菌检查。

70.肺结核患者咳嗽排痰量多好不好？

咳嗽、咳痰是肺结核患者最常见的症状，多为干咳或咳少量白色黏液痰。肺部出现空洞时，痰量会增多；合并细菌感染时，痰液会呈现脓性而且量会增多；合并厌氧菌感染时会有大量的脓臭痰，因此痰液量增多是疾病加重的表现。咳嗽是人体正常的防御反射，可以帮助患者排除支气管内的痰液，痰液较多时医生会根据患者病情使用抗感染的药物，或使用祛痰止咳的药物，但不能一味地止咳，以免痰液排不出来导致感染加重。患者也不能自行服药，以免加重病情。痰液一定要经口排出，切记不要吞咽，如果患者痰里面查出有结核分枝杆菌，将痰液咽下后可能会导致消化道结核病的发生。

71.肺结核患者痰液咳不出有危害吗？

痰液咳不出常见于以下这些情况：

1）痰液黏稠

因为患者痰液较为黏稠，难以咳出。通常见于肺结核合并有细菌或真菌感染的下呼吸道引起的脓性痰液。

2）咳嗽、咳痰无力

患者不能有效地将痰液咳出而滞留于支气管内。常见于长期卧床的肺结核患者、老年肺结核患者以及较为衰弱的肺结核患者。

3）部分支气管病变者

如果肺结核患者局部合并支气管狭窄或阻塞时，容易导致痰液难以咳出。

4）慢性咽炎

肺结核患者合并有慢性咽炎时，常自我感觉咽喉部有痰液而无法排干净。

5）支气管痉挛

当肺结核患者出现支气管痉挛时可导致痰液排出困难。

6）患者由于呼吸中枢、咳嗽中枢出现问题，咳嗽反射不够强烈或不会主动咳嗽时痰液无法排出体外。

肺结核患者痰液咳不出来时无法进行痰液的检查，严重的还可能导致窒息的发生，所以要预防痰液滞留堵塞呼吸道，应鼓励患者适当饮水，多翻身、拍背，使用体位引流法或胸部叩击法，必要时行机械吸痰以帮助患者排痰。

72.什么是胸部叩击排痰法?

胸部叩击排痰法是一种将手掌弓成杯形叩击胸部以促使呼吸道分泌物排出的方法，是协助患者排痰的一种物理方法适合痰不易咳出的患者，禁忌证有咯血、肺癌和支气管痉挛。此方法操作简单、易行，患者较易接受。

具体方法：患者取侧卧位或坐位，医护人员站立于患者背侧，将手指弯曲呈杯状，利用腕关节力量在患者背部进行有节奏的叩击，由轻到重、由慢到快、由外侧至内侧、由肺底下方至上方进行叩击，可双手轮流实施叩击，叩完一侧后换另一侧进行叩击，10分钟 / 次、3 ~ 6次 / 天，叩击时发出一种空而深的拍击音则表明手法正确，叩击应在肋弓范围内进行，避免直接叩击胸骨、肾、肝、脾、胃、脊柱或任何产生疼痛的部位。叩击时注意力道，观察患者反应，如果患者出现胸闷、气紧、剧烈咳嗽等症状，立即停止叩击。

73.什么是体位引流排痰法?

体位引流排痰法是利用重力作用促使呼吸道分泌物流入气管、支气管排出体外的方法，其效果与需引流部位所对应的体位有关，患者最好在专业医务人员指导下进行。体位引流的具体方法如下：

1）引流前准备

向患者解释体位引流目的、过程和注意事项，听诊肺部明确病变部位。引流前15分钟遵医嘱给予支气管舒张剂（有条件可使用雾化器或手按定量吸入器）。备好排痰用纸巾或一次性容器。

2）引流体位

引流体位的选择取决于分泌物滞留的部位和患者的耐受程度，原则上抬高病灶部位的位置，使引流支气管开口向下，有利于滞留的分泌物随重力作用流入支气管、气管排出体外。具体体位可参考：

（1）上肺感染者取45°半卧位，置一厚枕于腰臀后方，上身以60°偏向健侧，弯曲患肢，以放松腹肌。

（2）右下肺感染者，保持头部低于足部30°，胸腹左转60°，于患者颈部下方置一软枕，使用垫被在腰后固定，弯曲下侧肢体。

（3）左下肺感染者俯卧时头部应低于足部30°，放置双手于额下，使用约束带固定髋部，置一软枕于患者腹部下方，伸直下肢，同时在患者上腹部捆绑弹力腹带，促进患者用力咳嗽。

注意事项：实时监测血氧饱和度，控制氧流量为3 L/min，每天引流3次，每15分钟为患者翻身一次。如果患者不能耐受，应及时调整姿势。头部外伤、胸部外伤、咯血、严重心血管疾病和患者状况不稳定者，不宜采用头低位进行体位引流。

3）引流时间

根据病变部位、病情和患者状况，每天 1 ~ 3 次，每次15 ~ 20分钟。一般于饭前进行，早晨清醒后立即进行效果最好。如果需在餐后进行，为了预防胃食管反流、恶心和呕吐等不良反应，应在餐后1 ~ 2 小时进行。

4）引流的观察

引流时应有护士或家人协助，观察患者有无出汗、脉搏细弱、头晕、疲劳、面色苍白等表现，评估患者对体位引流的耐受程度，如患者出现心率超过 120 次 / 分、心律失常、高血压、低血压、眩晕或发绀，应立即停止引流并通知医生。

5）引流的配合

在体位引流过程中，鼓励并指导患者做腹式深呼吸，辅以胸部叩击或震荡等措施。协助患者在保持引流体位时进行咳嗽，也可取坐位以产生足够的气流促进排痰，提高引流效果。

6）引流后护理

体位引流结束后，帮助患者采取舒适体位，给予清水或漱口液漱口。观察患者咳痰的性质、量及颜色，听诊肺部呼吸音的改变，评价体位引流的效果，并记录。

74.痰液里没有查到结核分枝杆菌，可以排除结核病吗?

痰液里面检测出结核分枝杆菌是诊断结核的金标准，那痰里面没有查到呢? 就可以排除结核病了吗? 答案是否定的。因为痰涂片查结核分枝杆菌的检出率较低，为20% ~ 25%，痰菌检出率与肺部病变严重程度也有关系，肺部病变广泛、有空洞的患者，痰里面查出结核分枝杆菌的概率较高，其他结核病患者痰里面没有查出结核分枝杆菌，但不一定能排除结核病，在临床工作中，医务人员会多次采集患者痰液送检，如果多次痰菌检查均未查出结核分枝杆菌，那么该患者具有传染性的可能就比较小，但具体是不是结核病，还需要医生根据其他检查结果和患者临床症状等进行综合诊断。

75.都说辐射对身体有害，拍胸片、CT检查可以不做吗?

临床上很多患者对拍胸片、CT 检查都抱有害怕心态，担心辐射伤害身体，其实，接受 CT 检查或拍胸片的辐射风险很小或基本可以忽略不计，所以没有必要恐惧医用射线检查。我们拍一张胸片接受的 X 线剂量是 0.075 mSv（毫希沃特，辐射剂量的基本单位）。联合国原子辐射效应科学委员会研究设定，世界上每人每年所受的自然辐射剂量平均是 2.3 ~ 3.4 mSv，因此我们每人每年接受到的天然辐射相当于 28 张胸片。现在 CT 的发展已经向低剂量进步，做一次 CT 检查的剂量为 2.0 ~ 3.5 mSv，相当于天然游离辐射，基本上可以称作绿色 CT 或环保 CT。

所以没有必要恐惧医用射线检查，请相信医生会根据临床诊断需要，慎重选择。

（文艳）

76.纤维支气管镜检查，结核病患者是不是都需要做?

这个问题的答案是否定的，不是所有的结核病患者都需要做纤维支气管镜检查。哪些患者需要做? 哪些患者不需要做? 哪些患者不能做呢?

1）哪些患者需要做纤维支气管镜检查

当我们的胸部 CT 或胸片提示肺部结节但不能明确结节性质，通过诱导排痰仍然在痰涂片中没有查到结核分枝杆菌时，就需要进行纤维支气管镜检查，通过检查可以知道患者支气管有无充血、糜烂及新生物，必要时取病变部位组织进行病理检查，同时取肺泡灌洗液再次对结核分枝杆菌进行检测以明确诊断。对于支气管结核的患者可能需要在纤维支气管镜下治疗或局部给药，故需要多次进行纤维支气管镜检查，一方面可以观察患者支气管病变及狭窄的程度，另一方面可以通过支气管镜对狭窄的支气管进行扩张治疗或安放支架。

2）哪些患者不需要做纤维支气管镜检查

通过普通痰涂片就检测到了结核分枝杆菌且结合患者的其他检测就能明确诊断肺结核的患者或胸部 CT 显示没有支气管狭窄或塌陷的患者。

3）哪些患者不能做纤维支气管镜检查

当患者有大咯血、不稳定性心绞痛、急性心肌梗死或有近期心肌梗死史、严重心律失常、高血压、有出血倾向或有出血性疾病、不能纠正的低氧血症及严重支气管哮喘、上腔静脉堵塞性疾病及肺动脉高压患者不能做纤维支气管镜检查。如必须要做，应经医生评估及家属知情同意后做好充分准备，以防意外情况的发生。

77.什么是超声内镜引导下的经支气管针吸活检术（EBUS-TBNA）？

支气管内超声引导下经支气管镜针吸活检术（EBUS-TBNA）是一种通过穿刺针吸或切割，获取气管壁、肺实质以及气管、支气管相邻部位纵隔内病变的组织标本的技术，EBUS-TBNA 专用支气管镜是将一个可进行扇形扫描的微型超声探头内置于支气管镜的前端，可在获取周围病灶影像的同时进行实时监视，该技术可极大地提高诊断的敏感性和准确性，主要应用在纵隔及肺门肿大淋巴结的诊断及鉴别诊断、肺癌的早期诊断及分期、支气管外组织的活检，具有操作简单，并发症较少的特点。

78.胸膜活检术是什么手术?

胸膜活检术是诊断原因不明胸膜疾病的一种很有价值的方法,目的是取小块病变胸膜进行病理检查,具体操作方法分为:经胸壁针刺胸膜活检、经胸腔镜胸膜活检和开胸活检三种。经胸壁针刺胸膜活检又分为床旁胸膜活检术和 B 超引导下胸膜活检术。为了减轻患者痛苦,减少穿刺过程中误伤大血管导致术中和术后出血的情况,增加取得病变部位组织的成功率,B 超引导下胸膜活检术逐渐代替了床旁胸膜活检术。B 超引导下胸膜活检术操作简单、创伤小、安全,易于接受,广泛应用于临床,患者术前、术中及术后配合及注意事项如下:

(1)术前患者配合取坐位,面向椅背,双手臂放在椅背上,前额伏于前臂,不能起床患者,可取健侧半卧位,使穿刺部位离开床面以便进针,助手协助患者将患侧前臂上举置于头部。

(2)术中患者应平静呼吸,避免咳嗽,如出现不适应举手示意医生,根据病变部位,选择胸膜最厚且胸腔积液较深处定点进针,尽量避开毗邻脏器。为了提高活检阳性率,分别在类似钟表的 3、6、9 点各操作 1～3 次,以获得足够的标本。根据患者胸腔积液的量,选择是否在术中抽取胸腔积液或者留置引流管引流胸腔积液。

(3)术后避免剧烈咳嗽、大笑等突然增加胸腔内压力的动作,以防出现气胸、出血等并发症。改变体位时防止留置引流管打折、扭曲、脱落。术后 24 小时内不能进行淋浴,避免发生感染。穿刺处敷料如出现渗血、渗液等情况,及时告诉医务人员更换敷料。

79.CT引导下经皮肺穿刺活检术是什么手术?

CT 引导下经皮肺穿刺活检术是采用局部麻醉的方式,通过 CT 引导,将钝头钩针插入套管并向内推进直达病变部位,切取大小为 1～2 mm 的小块组织,进行病理检查,以明确病变部位性质的方法。

1）适应证

（1）不能确诊的肺部结节病变、空洞病变和纵隔及肺门占位性病变。

（2）原因不明的肺部弥漫性病变。

（3）原因不明的紧贴胸壁的病变。

（4）需获取肺部感染的细菌学标本。

（5）需要局部治疗的中晚期肺癌和肺部良性疾病。

2）禁忌证

（1）严重的心肺功能不全者。

（2）疑为血管病变，如动、静脉血管畸形，动脉瘤者。

（3）有肺大疱、肺囊肿而穿刺针又必须经过者。

（4）有出血倾向者，如服用抗凝药、凝血酶原时间或其他凝血因子异常，或血小板减少（$< 60 \times 10^9$/L）等，而且不能用常规方法纠正者。

（5）严重心律失常者。

（6）全身极度衰竭者。

（7）不合作或有控制不住的咳嗽者。

3）术前准备

（1）术前行心电图、血常规、出凝血时间检查。

（2）术前可服用地西泮 10 mg 或可待因 30 mg。

（3）穿刺部位经胸部 CT 或超声波定位。

4）术中配合

配合医生摆好体位，根据医生的指导呼吸和屏气，术中如需咳嗽或出现不适应及时告知医生。

5）术后注意事项

术后安置床旁心电监护、吸氧，患者卧床休息，禁止大笑、屏气等增加胸腔内压力的活动，避免出现气胸、继发感染。

6）并发症

（1）气胸：穿刺后出现呼吸困难、胸闷、气紧、口唇及甲床发绀。

（2）出血：患者出现穿刺处敷料渗血。

（3）继发感染：穿刺处皮肤出现发红、肿胀、发热、疼痛等现象应警惕伤口感染。

80.胸腔镜手术是什么手术？

胸腔镜手术是使用现代摄像技术和高科技手术器械装备，在胸壁套管或微小切口下完成胸内复杂手术的微创胸外科新技术。完成胸腔镜手术仅需做 1 ~ 3 个约 1.5 cm 的胸壁小孔。微小的医用摄像头将胸腔内的情况投射到大的显示屏幕，等于将医生的眼睛放进了患者的胸腔内进行手术。手术视野可根据需要放大，能够显示细微的结构，比肉眼直视下更清晰、更灵活。在手术视野的暴露、病变细微结构的显现、手术切除范围的判断及安全性方面均优于普通开胸手术。

1）胸腔镜手术与传统开胸手术比有哪些优点

（1）手术创伤小：常规开胸手术的创伤较大，切口在 2 cm 以上，切断了胸壁各层肌肉，而且还要撑开肋间 1 ~ 2 cm，胸壁损伤严重。而胸腔镜手术一般在胸壁上开 1~3 个 1.5 cm 大小的切口即可完成手术，且无须撑开肋间，减少了手术创伤。

（2）术后疼痛轻：常规开胸手术术后疼痛明显，胸痛可持续数月甚至数年，大部分患者术后活动受限。胸腔镜手术术后患者疼痛明显减轻，手术当天即可下床活动，术后 2 ~ 4 周可恢复正常工作。

（3）对肺功能影响小：胸腔镜手术与常规开胸手术相比很大程度上保留胸廓的完整性和患者的呼吸功能，因此，患者术后肺功能情况和活动能力均优于常规开胸手术患者。

（4）对免疫功能影响小：手术会不同程度降低机体的免疫功能，手术创伤越大，对免疫功能的影响就越大，胸腔镜和传统开胸手术相比明显减少手术创伤，对免疫功能的影响大大减少。

（5）术后并发症少，伤口更美观。

2）胸腔镜手术的适应证和禁忌证有哪些

（1）适应证：

①诊断性手术：应用于多种胸腔疾病，包括胸膜、肺部、纵隔、心包疾病以及胸外伤的诊断。可清晰、全面地观察胸腔内情况，可照相和录像，并能获得足够的组织进行病理学检查。

②治疗性手术

a.胸膜疾病：自发性气胸、血胸、脓胸、胸膜肿瘤所致胸腔积液等。

b.肺部疾病：肺良性肿块切除、肺癌根治、终末肺气肿。

c.食管疾病：食管平滑肌瘤、食管憩室、食管癌。

d.纵隔疾病：胸腺及其他部位纵隔肿瘤，纵隔囊肿等。

（2）禁忌证：其主要禁忌证是麻醉药过敏及严重心肺功能不全者。

• 知识拓展 •

哪些气胸能做胸腔镜手术呢？

有的患者会问，我有气胸，为什么医生会叫我做胸腔镜，我旁边的病友也是气胸，他为什么不做呢？医生是不是搞错了呢？我们一起来看看吧！

胸腔镜手术适用于内科治疗无效的无明显粘连的气胸，包括：

（1）反复发作的单侧自发性气胸（一般指发作2次以上的气胸）。

（2）经胸腔闭式引流后持续气胸者（7天以上）。

（3）双侧自发性气胸，不论是否同时发生。

（4）巨大的肺大疱，压迫肺组织，影响患者呼吸功能者。

（5）经影像学证实有明确的周边型肺大疱的患者。但对于有明显粘连或中央型肺大疱的患者，由于胸腔镜可操作范围的局限性，其手术效果不及开胸手术。胸腔镜术后气胸的复发率高于开胸手术。

81. 正电子发射计算机断层显像是什么检查？

正电子发射计算机断层显像（PET-CT）检查是世界上最先进的影像设备，它是将世界上最先进的 PET 和最先进的多排螺旋 CT 集成到同一台设备中，使功能、代谢、解剖显像能够在一台设备上同时完成。PET-CT 的核心是将专用的 PET 的扫描仪和 CT 的扫描仪结合，为医生提供了来自两台扫描仪数据的信息。CT 的扫描仪提供像地图一样的解剖信息，结合的影像如同路标，能帮助确定和查找肿瘤的精确位置。它是功能学和形态学影像技术的最佳组合，也是唯一可在分子水平上观察细胞代谢而实时、动态、精确地显示人体各器官的正常组织与病变部位的微观结构的技术，尤其是肿瘤。它既可对病变进行准确定性，又可进行精确定位。由于 PET-CT 有灵敏度高、准确性好及定位准确的特点，对许多疾病尤其是肿瘤，能达到早期发现、早期诊断、早期治疗的价值。

82.什么是支气管动脉栓塞术？

支气管动脉栓塞术是通过导管将不同性质的栓塞剂注入经造影确认的靶血管内，用以控制源于支气管动脉破损的大咯血。常用的栓塞方法有单纯一次栓塞法和双重栓塞法。前者多使用吸收性明胶海绵剪碎成颗粒状，经混入造影剂后则形成胶体糊状，推注到支气管动脉开口内，注入量控制在约可充盈开口远侧，注药时应在透视下进行监视；后者是先用适量明胶微球混悬于生理盐水中，推注到靶血管内，用以堵塞微细小动脉，切断病灶区增生和侧支血管网络的交通，切断向肺动脉、肺静脉的分流。注入后，经造影证实有效，再用吸收性明胶海绵胶体糊，注入支气管动脉开口处，完成双重栓塞。支气管动脉栓塞术，特别是双重栓塞法是控制肺结核大咯血的一种有效方法。

1）支气管动脉栓塞术的目的

（1）治疗各种原因引起的支气管动脉损害所造成的咯血。

（2）阻断胸部肿瘤的血供。

（3）治疗胸壁窦道的出血。

2）适应证

（1）肺癌患者无肺外转移，原则上应动脉内化疗或与栓塞同时进行。

（2）肺结核、支气管扩张、原发性肺癌、肺脓肿、霉菌感染等致急性大咯血危及生命者或反复大量咯血经内科治疗无效者。

（3）咯血经手术治疗复发者。

3）禁忌证

（1）碘过敏，严重心、肺、肝、肾功能障碍。

（2）靶动脉与脊髓动脉交通，栓塞可能导致脊髓损伤者。

（3）导管不能深入支气管动脉，栓塞时可能发生栓子返流入主动脉，造成异位栓塞者。

4）方法

（1）一般经股动脉穿刺插入导管，将导管送至第4胸椎～第6胸椎水平，寻找支气管动脉开口。当导管头有嵌顿感时，表明可能已插入支气管动脉，可试注2～3 ml造影剂加以证实。当上述方法未能找见支气管动脉时，应扩大寻找范围，以防遗漏变异起源的支气管动脉。

（2）当导管确实插入支气管动脉后，即可进行注射造影剂，以进一步了解病变性质、范围、血供及血管解剖情况。

（3）栓塞时，尽可能将导管深入支气管动脉，颗粒样栓塞物如吸收性明胶海绵、微球等与造影剂混合，置于 5 ml 注射器内，在电视监视下经导管慢慢推注，并观察血流阻断情况。若为治疗咯血，则应完全堵塞靶血管。

（4）栓塞后重复血管造影，了解栓塞情况，满意后拔管，穿刺部位压迫止血，加压包扎。

5）注意事项

（1）被栓塞血管必须准确无误。如导管不能深入血管，试注造影剂出现反流时应禁止栓塞。

（2）咯血病灶可能有多个供血动脉，故在栓塞一支主要供血动脉后，对其他参与供血的动脉亦应经造影证实后逐一栓塞。

（3）栓塞后咯血又复发者，应经血管造影查明原因，如属栓塞物未能完全堵塞靶血管或血管再通，可再行栓塞治疗。

（4）栓塞时导管尽可能接近病灶，使用颗粒样栓塞物做远端栓塞，以防侧支血管建立，而致咯血复发。

（5）肺癌姑息性治疗栓塞一般不用钢圈，以免血管闭塞，给后续治疗带来困难。

（6）术后密切观察，如发现感觉障碍、尿潴留、偏瘫甚至截瘫等，多为脊髓损伤所致，多数经对症治疗在数天或数月恢复，少数成为不可逆损伤。

83.肺结核患者需要抽血查哪些项目？

首先大家要知道肺结核是一位万能模仿者，而且起病隐秘，为了找到这位模仿者，往往需要进行血液、胸部 CT、痰液检查等项目来进行排查。血液检查的项目又包括有血常规、生化 1+4、凝血常规、C 反应蛋白（CRP）、结核抗体、结核分枝杆菌特异性细胞免疫反应、红细胞沉降率（简称血沉）、输血前全套等。

有的患者可能会问，诊断结核为什么要查血常规和血生化检查呢？这是因为血常规可以了解到患者白细胞、淋巴细胞等是否异常，可以反映患者是病毒还是细菌感染，感染是否严重以及使用抗结核药物后是否对我们的血细胞造成影响；生化 1+4 反映患者的肝肾功能；凝血常规可以反映患者凝血功能是否异常；结核抗体和结核分枝杆菌感染特异性细胞免疫反应可以协助医生诊断是否患有结核病；而抗结核药物的使用会导致肝肾功能的损伤，表现为胆红素或（和）转氨酶的升高，血红蛋白、血小板及白细胞的减少也是抗结核药物的毒副作用之一，当这些检查结果有异常时也会影响抗结核药物的使用，故上述这些采血项目，每一项都非常地重要。每支采血管需要 3 ~ 4 ml 的静脉血，而人体每天都在更新"老弱病残"的细胞，不抽血，血细胞也会自然凋零，适量地抽取血液会促进身体的新陈代谢，是不会给身体带来伤害的。

84.肺结核患者需要吸氧吗？

肺结核患者不一定都需要吸氧，那哪些患者需要吸氧呢？结核导致患者大面积的肺毁损、大咯血、血气分析提示患者氧分压低于正常值、肺功能下降、血氧饱和度低于正常值或出现口唇发绀等缺氧表现的这部分患者，我们就要为其进行吸氧治疗。根据患者缺氧的程度选择不同的氧疗装置，如鼻导管、氧气面罩，必要时我们还会为患者戴上无创呼吸机纠正缺氧和（或）改善二氧化碳潴留。有的患者会认为吸上氧气就会依赖，上瘾，其实这个观点是错误的。待结核病得到控制，肺功能逐渐恢复，我们会撤去患者的吸氧装置，不再需要吸氧治疗。当然对于大部分肺毁损的患者由于肺功能无法恢复，需要长期家庭氧疗以保证患者基本的氧气需求。

85.结核病能治愈吗?

结核病的治疗原则是早发现、早诊断、早治疗。抗结核治疗十个字规则"早期、联合、规律、全程、适量"。这十个字的意思是,结核病应该及早诊断,一旦确诊应及早开始治疗。抗结核治疗应根据病情及抗结核药物的作用特点,联合使用两种以上药物,以提高疗效,减少和预防耐药菌的产生,增加药物的协同作用。在整个治疗过程当中每天都必须规律和按时服药,因为结核分枝杆菌非常"聪明",每 24 小时复制一次,服药不规律,容易导致治疗失败、耐药。严格按照根据患者年龄、体重及肝肾功能制定的方案完成规定的疗程,严格遵照适量的药物剂量用药,药物剂量不足影响治疗效果,切忌擅自改变用药剂量和停药。所以需要遵循以上的治疗原则,科学合理地抗结核治疗,一般结核病都是可以治愈的。但如果发展成重症结核或耐药结核,治疗的疗程会延长,效果也会降低,也会出现迁延不愈的情况。

86.结核病治愈后会复发吗?

并不是治愈结核后就真正远离肺结核了!肺结核是存在复发可能性的,如果肺结核已经治愈 10 年,那么复发的概率很小,但是伴有吸烟、酗酒、熬夜等严重不良生活习惯的患者,因为抵抗力的下降,还是会有结核复发的可能。所以肺结核的防治是非常重要的。儿童应按时接种卡介苗,增加免疫力,能避免被结核分枝杆菌感染而患病。对肺结核治疗应有正确的认识,患者应有乐观的精神和积极的态度,做到坚持按时、按量服药,完成规定的疗程,避免疾病的复发。

87.结核病患者为什么要定期复查?

抗结核治疗不仅要医生评估患者的治疗效果,还要监测抗结核药物的毒副作用。抗结核药物的副作用也是不容小觑的,所以患者定期的门诊复查便于医生评估患者服药后的效果及有无毒副作用的出现、对患者良好生活习惯进行督促、营养状况进行评估和指导，能及时发现患者的问题，调整治疗方案，对促进患者的康复有着十分重要的意义。为了方便患者就医，医院已经开通了多渠道挂号如电话预约挂号、网上预约挂号和线上门诊。如发病急，应及时到急诊科治疗。

88.结核病会遗传吗？

结核病是一种古老的慢性传染病，主要通过空气传播，但不能排除遗传因素的影响，人们发现生活在同一环境里的人，有些人受结核感染而发病，而另一些人却终生不会发生结核病。

大量的研究认为，除了空气传播这一重要因素外，遗传因素在结核病的发病中起到一定的作用。人体的易感性，家族易感性，种族易感性都与结核病的发病有关，至于作用究竟有多大，目前尚无定论，有人认为瘦高型人比矮胖型人容易患结核病；不同种族人群中，结核病的发病率和病死率也有明显的差别，可以肯定的是，结核病的遗传易感性不是单基因遗传，发病与否，受多种因素影响，但主要取决于机体对结核分枝杆菌的免疫功能，所以提高免疫力在对抗结核中有着重要意义。

（王丹）

89.治疗结核病的主要方法有哪些？

1）药物治疗

结核病的治疗主要以抗结核药物的联合化疗为主，包括临床应用最为广泛的异烟肼（H）、利福平（R）、吡嗪酰胺（Z）、乙胺丁醇（E）、链霉素（S）等一线抗结核药物，以及丙硫异烟胺、环丝氨酸、氯法齐明等二线抗结核药物。

2）对症治疗

（1）发热：结核分枝杆菌引起的发热大多在有效抗结核治疗1周内消退，少数发热不退者可应用小剂量非类固醇类退热剂，如布洛芬。急性血行播散型肺结核或伴有高热等严重毒性症状或高热持续不退者，可在抗结核药物治疗基础上使用糖皮质激素。

（2）咯血：少量咯血时应避免紧张，以卧床休息为主，可用氨基己酸、凝血酶、卡洛磺等药物止血。大咯血可危及生命，应特别警惕和尽早发现窒息先兆征象。对于药物难以控制的大咯血，在保证气道通畅的情况下应紧急进行手术治疗或支气管动脉栓塞术。

（3）气管支气管结核所致气道狭窄：气管支气管结核时常影响患者呼吸功能，严重时引起呼吸衰竭，需在全身抗结核治疗基础上，同时给予冷冻、球囊扩张等气道介入治疗。

3）介入治疗

主要包括前面提到的经支气管镜介入治疗和选择性支气管动脉栓塞术。另外还包括：胸膜粘连术，主要用于内科疗效差的气胸、液气胸、脓胸等；CT引导下经皮肺穿刺空洞内给药术，主要用于耐药、耐多药、广泛耐药的空洞性肺结核，或一线抗结核方案治疗1年以上痰菌仍然阳性者。

4）免疫治疗

改善患者免疫功能，缩短化疗疗程，提高结核病治疗成功率，减少复发等，包括细胞因子治疗、免疫调节治疗等。需注意的是，目前尚没有确切证据表明已有的免疫治疗对耐多药及广泛耐药治疗有效。

5）营养支持治疗

结核病属于慢性消耗性疾病，能量消耗是正常状态的1.5倍，需要进行营养支持，以提供代谢所需的能量，维持人体组织器官的结构与功能。

6）中医药治疗

可以辅助抗结核药物化疗。起到缓解症状、缩短疗程、治疗并发症、减轻药物毒副反应等作用。

7）手术治疗

对于药物治疗失败或威胁生命的、保守治疗无法控制的肺部出血，外科手术治疗是可选用的重要治疗方法。

肺外结核病患者通常与肺结核病采用一致的治疗方法。除了常规抗结核药物治疗，根据感染部位的不同及并发症的情况，需要辅助其他药物或者治疗手段。如结核性脑膜炎患者颅内压升高时，需要使用甘露醇、呋塞米等脱水利尿剂减轻脑水肿，地塞米松等药物减轻炎症反应等。肺外结核引起的脏器损伤，需要采用手术切除或修复以预防严重并发症的发生。

90.如果不使用抗结核西药，结核病会自愈吗？

据估计，目前全球大约四分之一的人口感染了结核分枝杆菌，即每 4 个人当中就有 1 个人感染了结核。但绝大多数人并没有结核病的临床症状，也不具有传染性，但是有发展为活动性结核病的风险。研究表明，有 5%～10% 的结核感染者会在其一生中发展为活动性结核病，通常是在初次感染后的前 5 年内。感染后是否发展为活动性结核病取决于很多因素，其中最重要的是免疫状态，对于高危人群需要采取预防性抗结核治疗。

结核分枝杆菌进入患者肺部能否引起活动性肺结核、是否能够自愈取决于患者的免疫力和侵入结核分枝杆菌的数量。若机体免疫力强且侵入的结核分枝杆菌数量较少，免疫系统发挥免疫功能杀灭结核分枝杆菌而自愈，只有在体检的时候发现肺部钙化灶。机体免疫力强时感染，结核分枝杆菌可暂时在肺部定植，一旦受凉、劳累、熬夜等引起机体免疫功能下降时，结核分枝杆菌在肺内繁殖致病。若感染时机体免疫力较弱，结核分枝杆菌数量较多而毒力较强时可引起活动性肺结核。结核分枝杆菌会破坏肺组织引起发热、咳嗽、咳痰、咯血、呼吸困难等症状。

综上，少数肺结核有自愈的可能，但这类患者一般病情比较轻，自身免疫力强，并且感染的结核分枝杆菌数量比较少，毒力比较弱。大部分患者需要遵医嘱全程规范抗结核治疗，做到早发现、早治疗，同时加强营养、规律作息、定期复查，才可以完全治愈。即使治愈的患者在免疫力低的时候仍有复发的可能。

91.治疗结核病有没有"特效药""偏方"？

肺结核是由结核分枝杆菌引起的慢性呼吸道传染病。目前尚未发现治疗结核病的"偏方""秘方"。虽然偶尔有民间草药秘方治愈各种结核病的报告，偶然发生的可能性比较大。因为部分轻症的结核病可以自行痊愈，因此少数结核病患者未经化疗，但使用了草药治愈，可能是结核病的自愈，而非"偏方""秘方"的效果。结核病的治疗以抗结核药物的联合化疗为主。一旦发现或怀疑结核病，立即到正规医院或者结核病防控机构就诊。若延误治疗，可导致病情持续加重，肺部病灶增加，出现空洞，引起咯血，甚至肺毁损。另外，也可能引起全身其他部位的结核，如结核性脑膜炎、肠结核等，使得病情复杂化，用药时间延长，治疗费用增加。抗结核治疗切忌偏听偏信，盲目求医，寻求偏方，否则错过最佳治疗时机，势必增加患者痛苦。

92.结核病的中药治疗原则是什么？

一般来说，不建议单独使用中医中药治疗结核病。结核病在中医辨证中被称为"痨病"。最早可追溯于《黄帝内经·素问》一书，认为本病是属于"虚劳"范围的慢性虚损性疾病，书中记载患者外有痨虫传染，内因正气虚弱，表现出潮热、盗汗、咳嗽、咯血、月经失调甚至闭经等症状。汉·华佗已经认识到本病具有传染的特点。元·葛可久《十药神书》为我国现存第一部治疗肺痨的专著。明·虞抟《医学正传·劳极》则提出"抗痨杀虫"和"补虚培元"两大治疗原则。

中医对肺结核的辨证分型，认为该病病位在肺，久则损及脾肾两脏；病理性质以阴虚为主，治疗上以滋阴为主，火旺者兼以降火，如合并气虚、阳虚见证者，则当同时兼顾。对于抗结核治疗，古代医学家提出内治和外治两种治法，包括抗痨丸、柴竹石膏汤等内治方药；李婷婷等发现治疗肺结核的高频使用药物为甘草、当归、生地、白芍等，治疗以补虚为主，遵从了"固本培元"的基本原则。外治法包括针灸、艾灸、穴位贴敷、耳穴埋豆等中医适宜技术，具有效果明显、安全性高、成本低、可联合治疗等优点。中西医联合治疗结核病时，需要注意中药可能增加抗结核药物引起的肝损伤的发生和发展。

93.什么是诊断性抗结核治疗？

临床诊断病例及确诊病例直接进行抗结核治疗。而对于疑似病例，相关辅助检查无法确诊、病灶不典型，或者患者无法耐受创伤性检查，医生又高度怀疑结核病，这时候医生会根据自己的临床经验进行诊断性抗结核治疗，也就是经验性治疗。

诊断性抗结核治疗是指目前患者被高度怀疑有结核病，但是各种检查没有找到病原学、病理学确诊的依据，而采取的针对性治疗，以明确诊断。如果经过抗结核治疗一个月后，患者的症状、体征得到了改善，病灶吸收好转，说明抗结核药物治疗有效，可进一步证实结核病的诊断。反之，则可以排除结核病。若非得等到诊断明确再进行抗结核治疗，可能会错过治疗的最佳时机。当然，在进行诊断性抗结核治疗时，医生会权衡利弊，同时患者也需要理解并承担一定的风险，如抗结核药物的不良反应以及可能存在的延误疾病诊断，需要患者知情同意，综合考虑后再进行。

94.什么是初治肺结核？

有下列情况之一者谓之初治：① 尚未开始抗结核治疗的患者；② 正进行标准化疗方案用药而未满疗程的患者；③ 不规则化疗未满 1 个月的患者。

我国初次痰涂片阳性/痰涂片阴性有空洞形成肺结核首选标准化疗方案，包括 2 个月的异烟肼、利福平、吡嗪酰胺、乙胺丁醇四种药物联合使用（强化期），4 个月的异烟肼、利福平治疗（巩固期），即 2HRZE/4HR 方案。若强化期第 2 个月末痰涂片仍阳性，强化方案可延长 1 个月，总疗程 6 个月不变。对血行播散型肺结核或结核性胸膜炎，上述疗程可适当延长，强化期为 3 个月，巩固期 6 ~ 9 个月，总疗程 9 ~ 12 个月。在异烟肼高耐药地区，可选择 2HRZE/4HRE 方案。对血行播散型肺结核（无结核性脑膜炎者），上述方案疗程可适当延长，不采用间歇治疗方案，强化期为 3 个月，巩固期 HR 方案为 6 ~ 9 个月，总疗程为 9 ~ 12 个月。

95.什么是复治肺结核？

有下列情况之一者谓之复治：①初治失败的患者；②规则用药满疗程后痰菌又复阳的患者；③不规律化疗超过 1 个月的患者；④ 慢性排菌患者。

复治患者应做药敏试验，治疗选用：常用方案为 2HRZSE/6HRE，或 3HRZE/6HR，或 2HRZES/1HRZE/5HRE 方案，对于上述方案化疗无效的复治排菌病例可参考耐多药肺结核化疗方案并根据药敏试验加以调整。对久治不愈的排菌者要警惕非结核分枝杆菌感染的可能。

96.抗结核药物治疗的基本原则是什么？

结核病化疗的基本原则为早期、联合、适量、规律、全程。整个治疗方案分为强化期和巩固期。原因在于结核分枝杆菌生长缓慢，且不同结核分枝杆菌生长速度不一致，初期 1～2 个月的抗结核治疗可能将生长相对快速的结核分枝杆菌杀灭，患者症状明显好转或消失，但患者体内仍存在生长更为缓慢的结核分枝杆菌，这需要更长时间的治疗才能根除。

1）早期

一旦确诊为结核病要尽早用药。早期细菌生长繁殖旺盛，代谢活跃，对药物敏感；病灶供血丰富，药物容易渗入迅速发挥杀菌效果；同时患者身体抵抗力也强，及早用药病变易控制。

2）联合

结核病化疗一般都是使用 2 种以上药物，主要目的是交叉杀菌，增强抗菌效果，避免或延缓细菌耐药。

3）适量

以维持有效血药浓度；药量不足，组织内药物难以达到有效浓度，容易诱发细菌产生耐药性使治疗失败；药物剂量过大则易产生严重不良反应而使治疗难以继续。

4）规律

结核病的治疗必须做到规律用药，维持有效血药浓度，不能随意停药、更改药物剂量或药物品种，避免结核分枝杆菌耐药的产生，以获得治疗的成功。

5）全程

结核病是一种容易复发的疾病，过早地停药，会使已被抑制的细菌再度繁殖或迁延，导致治疗失败。

97.抗结核药物有哪些？

目前，结核病临床用药包括：一线抗结核药物、二线抗结核药物、固定剂量的复方制剂。

1）一线抗结核药物

敏感结核病治疗的首选药物，包括异烟肼、利福平（利福喷丁）、乙胺丁醇、吡嗪酰胺、链霉素。

特点：抗菌活性较强，能够同时杀灭快速增殖期和慢速繁殖期的结核分枝杆菌，治疗效果好，副作用相对较少。

2）二线抗结核药物

多为抑菌剂，主要用于对一线抗结核药不能耐受或产生耐药的患者。主要包括以下几类：喹诺酮类（氧氟沙星、左氧氟沙星、莫西沙星和加替沙星等），氨基糖苷类（阿米卡星、卷曲霉素、卡那霉素），异烟酸衍生物类（乙硫异烟胺、丙硫异烟胺、对氨基水杨酸、帕司烟肼，吩噻嗪类（氯法齐明），大环内酯类（阿奇霉素、罗红霉素、克拉霉素），噁唑烷酮类（利奈唑胺、环丝氨酸），碳青霉烯类（亚胺培南）等。

特点：毒副作用大、疗效不确定、疗程相对较长（一般在2~4年）、价格高。

3）复合制剂药物

几种不同抗结核药物按照一定的剂量制成的一种复合制剂。

当前主要有三种复方抗结核药物制剂，即二联制剂（利福平 – 异烟肼）、三联制剂（利福平 – 异烟肼 – 吡嗪酰胺）以及四联制剂（利福平 – 异烟肼 – 吡嗪酰胺 – 乙胺丁醇）。优点：准确定量，以减少患者服药麻烦。缺点：患者对其中一种药物过敏时，不能对药物进行分离，会造成浪费。

98.抗结核治疗的新药有哪些？

目前常规抗结核药物极易产生耐药性，毒副作用明显，结核病治疗方案复杂且用药时间长，所以新型抗结核药物的研发迫在眉睫。目前被美国食品药品监督管理局（FDA）批准上市的抗结核新药有3

种，分别为贝达喹啉（2012年）、德拉马尼（2014年）和普托马尼
（2019年）。前两种药物已在我国上市，并在国内部分医院应用到耐
多药结核病和广泛耐药结核病患者的治疗。贝达喹啉通过抑制结核分
枝杆菌的三磷酸腺苷（ATP）合成酶来发挥杀菌作用；德拉马尼和普
托马尼则是抑制结核分枝杆菌细胞壁合成来发挥抗菌作用。

1）贝达喹啉（Bedaquiline）

贝达喹啉属二芳基喹啉类化合物，由美国强生公司研发，于2012
年12月在美国上市，与其他药物联用治疗成人耐多药结核病。这是
自20世纪70年代以来，全球首个全新化学结构抗结核上市新药，也
是首个被批准用于耐多药结核病治疗的新药。于2016年11月在国内
获批上市。该药物属于一种时间依赖性抑菌剂，能抑制多种类型的结
核分枝杆菌，其作用机制主要通过抑制细菌胞壁中的ATP合成酶活
性，阻断能量供应和引起pH值失调，进而杀死结核分枝杆菌，与现
有抗结核药无交叉耐药性。贝达喹啉与抗结核一线药物联用一个月的
抗菌效果与标准疗法两个月的抗菌效果大体相同，且明显减少患者痰
转阴时间，有效缩短结核病疗程。

2）德拉马尼（Delamanid）

德拉马尼属于硝基二氢咪唑并噁唑类衍生物，由日本大冢制药有
限公司研发，于2014年在欧洲和日本批准上市，2018年5月获批在
国内上市，已被WHO推荐用于成人耐多药结核病的治疗。德拉马尼
通过抑制结核分枝杆菌细菌壁分枝菌酸合成，进而抑制细胞壁的合
成，发挥抗菌作用。体内外实验均显示对耐药结核分枝杆菌株有很强
的抗菌活性。德拉马尼属于剂量依赖性药物，临床上对异烟肼、链霉
素、利福平、乙胺丁醇耐药菌株具有良好的抑菌活性。该药物主要在
血浆中代谢，通过粪便排出。尽管德拉马尼治疗的总体耐受性良好，
但其可导致患者QT间期延长，特别是在与其他有类似作用的抗结核
药物（如氟喹诺酮类药物、氯法齐明）联用时。多发生在开始用药后

的最初 6~10 周内，且与其用药剂量相关，故在药物使用前及治疗期间应对患者的心电图进行定期监测。

3）普托马尼（Pretomanid）

普托马尼为硝基咪唑类化合物，其作用机制为抑制结核分枝杆菌蛋白质和细胞壁分枝菌酸的合成，体内外实验显示对结核分枝杆菌有较强的杀菌活性。普托马尼是美国 FDA 近 40 年来批准的第 3 种抗结核药物（2019 年 8 月），其被批准同贝达喹啉（B）和利奈唑胺（L）组成 BPaL 方案治疗成人广泛耐药结核病或无法耐受治疗或是疗效欠佳的耐多药结核病患者。于 2016 年 11 月在国内获得临床试验批件，国内暂未获批上市。在高度耐药结核病患者中，90% 的患者在使用 BPaL 方案治疗 6 个月后获得良好的疗效，同时没有数据表明结核分枝杆菌对普托马尼出现了耐药。与目前已有的抗结核药物不同，普托马尼对处于复制期和非复制期的结核分枝杆菌均有杀菌活性，但同样存在肝毒性、骨髓抑制及周围神经和视神经病变等严重的不良反应。

新型抗结核药的研发与上市为耐药结核病的治疗提供了全新的选择。另外，还有多类在研新药如 BTZ-043、PBTZ169、OPC-167832，有望在缩短疗程、降低耐药风险、降低毒副作用、提高用药依从性等多方面有所突破。期待在不远的将来，全新的药物靶标、新机制和新骨架抗结核药物研发等方面会实现更大突破。

99.结核病治疗的疗程是多久？

结核病治疗疗程的长短与多种因素有关，比如结核病的种类、结核病的严重程度、机体免疫功能以及是否耐药等因素。不同国家、不同指南推荐有所差异。我国初治肺结核选用 WHO 推荐的短程标准化疗方案为 2HRZE/4HR，包括 2 个月的强化期和 4 ~ 6 个月的巩固期，但具体疗程需根据患者临床症状、体征、胸部影像、痰液检查等综合考虑。强化期选用强有力的药物无间断治疗，使细菌抑制，症状消失，病情好转。巩固期指根据病情联合或单一用药做彻底治疗，以巩固疗效，防止复发。复治肺结核为 8 个月。耐药结核病患者治疗时间可能持续 24 ~ 36 个月，期间使用的药物种类及数量取决于药敏试验的结果。

1）肺结核的种类

同样都是敏感结核的情况下，原发性及继发性肺结核的疗程一般是 6 个月（2 个月强化期和 4 个月维持期），而血行播散型肺结核需要 1 年（强化期 3 个月）。气管支气管结核、结核性脑膜炎疗程为 12 ~ 18 个月（强化期 3 个月）。结核性胸膜炎的疗程为 12 个月，轻者可以减到 9 个月。

2）肺结核的严重程度

严重结核病的疗程要长些，比如有干酪性肺炎者，抗结核治疗疗程为 12 个月。

3）肺外结核病

疗程一般比肺结核长。淋巴结结核疗程是 9 个月（胸内淋巴结较大或多组淋巴结肿大者，建议用 12 个月）。疗程需要 12 ~ 18 个月的有结核性脑膜炎、结核性心包炎、骨关节结核、肠结核等，其他肺外结核疗程一般为 1 年，轻者可以缩短到 9 个月。

4）机体免疫功能

免疫功能低下者疗程要延长，比如合并糖尿病、肺尘埃沉着病、HIV 感染及艾滋病患者、器官移植和骨髓移植术后等，抗结核的疗程不低于 1 年。

5）耐药结核病

疗程长于敏感结核病。耐多药结核病目前推荐的标准疗程不短于 20 个月。

6）其他因素

比如强化期药物不含吡嗪酰胺者，疗程延长 3 个月。

100.抗结核治疗多久后才没有传染性?

首先不是所有的结核病患者都有传染性,部分结核仅有靶器官的损害时多无传染性。目前多数专家认为,痰涂片检查或者痰培养阳性的患者才有传染性,以开放性肺结核患者为主,即向外排菌的患者,如空洞性肺结核。作为主要的传染源,患者咳嗽、咳痰、打喷嚏、呼出的气体中可能含有结核分枝杆菌。但不代表痰检阴性的就一定没有传染性,因为痰检结果与痰标本留取是否合格也有很大的关系。骨结核或者肺外结核形成的窦道也具有传染性。患者接受规范药物治疗 2 ~ 3 周,传染性会大大降低。普通肺结核患者规律服药 2 个月以后,传染性大多消失。建议患者居住室内每天定时开窗通风。

101.什么情况下可以停用抗结核药物?

患者能否停用抗结核药物主要取决于临床转归与治疗时长,需要专科医生结合患者临床表现、相关检查结果综合判断。患者出现以下情况可以停药:

(1)抗结核治疗疗程已满,医生判定结核病已治愈。

(2)抗结核药物引起的某些严重不良反应,不得不停用某些或全部药,根据实际情况调整用药方案。

结核病患者服用抗结核药物后,短期内症状会显著改善。2 个月左右大部分敏感菌被消灭,但是非敏感菌和细胞内结核分枝杆菌仍然活跃,需坚持用药才能将这部分细菌彻底消灭。患者切记不能自觉症状好转擅自停药或者更改药物剂量,以免被抑制的结核分枝杆菌再度繁殖,导致结核病复发或者耐药,甚至发展成耐多药结核病或者难治性结核病。

• 知识拓展 •

服用常用的抗结核药物有什么注意事项呢？

化疗是结核病的主要治疗方式，遵医嘱全程规范治疗是保障疗效的重要因素，也是防止复发及产生耐药的关键所在。然而，几乎所有抗结核药均存在不同程度的副作用，有些患者因此自行随意停药或减量，最后造成抗结核治疗的失败。因此服用抗结核药物期间需密切注意药物的不良反应，一旦出现应及时就诊，与医生沟通后遵医嘱进行处理。那么多药到底该怎么吃呢？吃药时有什么需要注意的呢？下面让我们来分别了解下。

（1）异烟肼

抑制细菌DNA形成，对细胞内外的结核分枝杆菌有强大的杀菌作用。口服易吸收，体内分布广，可透过血脑屏障进入蛛网膜下腔，是各类结核病预防和治疗的首选药物。

主要不良反应：周围神经炎（表现为末梢皮肤感觉异常，跖趾关节末端麻木疼痛，四肢无力，关节软弱等，维生素B_6可对抗）、中枢神经系统障碍、肝损害、胃肠道反应及皮疹等。

注意事项：服用过程中避免与抗酸药物（硫糖铝、氢氧化铝、碳酸氢钠）同时服用，以免抑制其吸收；定期检查肝功能。

（2）利福平

抑制结核分枝杆菌DNA转录合成mRNA，抑制其生长、繁殖，对细胞内外任何生长环境、任何状态的结核分枝杆菌均具有杀菌作用。空腹吸收快，肝脏内代谢，适用于各种类型初、复治肺结核及肺外结核。

主要不良反应：肝功能损害、过敏反应（表现为药物热、皮肤瘙痒、皮疹等）、神经系统症状、类流感样综合征、胃肠道症状等。

注意事项：空腹服用效果好，建议早餐前2小时服药，避免与牛奶同时服用；在服用该药过程中，患者尿液、大便可能会出现红色、橘黄色，以上情况为药物所致，停药后症状即消失。对肝脏有毒性，尤其与异烟肼合用时需密切监测肝功能；能加速口服避孕药、降糖药、茶碱、抗凝血剂等药物的排泄，使药效降低。目前临床多建议选用肝毒性较小的利福喷丁。

（3）吡嗪酰胺

酸性环境中有较强的杀菌作用，能进入细胞内，经肾脏排泄。该药单独应用极易产生耐药性，与异烟肼联合有明显协同作用。

主要不良反应：肝功能损害、高尿酸血症、胃肠道反应、过敏反应等。

注意事项：定期监测肝功能及血尿酸，注意关节疼痛、皮疹等反应，孕妇及痛风患者禁用。

（4）乙胺丁醇

干扰结核分枝杆菌RNA的合成，从而抑制细菌的繁殖，只对生长繁殖期的结核分枝杆菌有效。一般情况下不易透过血脑屏障，耐药速度较慢。

主要不良反应：视神经损害，表现为眼睑瘙痒、眼窝痛、流泪、畏光、视力障碍、视神经炎等。

注意事项：定期检查视觉灵敏度和颜色的鉴别力，发生视神经炎时立即停药并治疗。婴幼儿及糖尿病发生眼底病变者禁用。

（5）链霉素

抑制结核分枝杆菌蛋白质合成，不能进入细胞内，属于半杀菌剂，易产生耐药性。

主要不良反应：损害前庭和耳蜗神经（表现为眩晕、头痛、恶心、耳鸣、听力减退、耳聋等）、口周麻木、肾毒性、过敏反应等。

注意事项：使用前做皮试，皮试结果阳性者禁用；严密观察听力变化及头晕、耳鸣等不适；定期检查尿常规及肾功能。

（刘祥敏）

102.怎样判断结核病是否治愈?

对于罹患结核病的患者来说,如何判断疾病是否治愈非常重要。但是由于受传统观念、知识水平等因素的影响,患者往往会产生一些认知误区,比如,结核病患者经过一段时间的规律治疗以后,病情得到控制,部分躯体症状得到缓解,有些患者就产生了一些错误的认知,认为自己已经痊愈了,没有行相关的检查就自行停止了药物治疗。停药一段时间之后,患者又出现一些躯体症状,这时候才意识到自己可能又罹患了结核而再次就医。通常这些对治愈的错误判断行为,不仅使患者因反复就医治疗造成身体上的痛苦,也在经济上加重了患者的负担。

那怎么判断结核病是否已经治愈呢?判定结核病是否治愈,主要还要看痰涂片检查结果是否持续阴性,以及是否按规定完成了化疗方案的治疗。在治疗前,痰涂片检查阳性的患者,以标准的化疗方案,经抗结核药物治疗后,约 2 个月可转变为阴性,因此如果痰涂片检查连续 3 个月以上阴性,又完成了规定的疗程,就可以判定为治愈。痰涂片检查阴性的患者,在经过正规治疗,且在整个规定的疗程阶段痰涂片检查均为阴性,那么在完成疗程时,可判定为治愈。由于影像学上病变显示变化慢于痰菌改变(生物学治愈),因此 X 线片及 CT 的检查仅供参考。如果 X 线片或者 CT 显示患者病变广泛,肺部仍有空洞,可适当地延长疗程。但是如果患者在疗程结束后,再次出现结核病的可疑病症,则应及时就诊检查,以排除结核病的复发。

103. 什么是结核病的免疫治疗?

免疫治疗是指针对机体低下或亢进的免疫状态,人为地增强或抑制机体的免疫功能以达到治疗疾病目的的治疗方法。

　　我国目前结核病的免疫治疗常用的免疫制剂主要为细胞因子类、分枝杆菌免疫制剂与胸腺肽等，这类免疫制剂对治疗结核病的疗效均较为理想。最近几年，就结核病患者的免疫治疗以及免疫治疗的时机、指征、药物、疗程以及疗效评估等多方面的分析，国内外正在研究与开发一系列新型、有效的免疫制剂，这些研究将为临床结核病提供更好的治疗。那么，目前有哪些免疫制剂呢？

　　1）白细胞介素 –2

　　主要适用于初、复治肺结核伴免疫功能低下者，重症肺结核患者，结核病伴免疫功能低下者，耐药或耐多药结核病患者。主要应用于肺结核强化期，20 万 U 肌内注射，每日一次，连续 30 日为 1 周期，休息一月后，重复一周期。药物的不良反应主要有药物热、皮疹等。有个别患者出现恶心、呕吐等胃肠道反应。也可有注射局部出现硬结、红肿和疼痛。如大剂量使用则可引起全身水肿，严重时可发生多器官功能衰竭，需立即停药。

　　2）分枝杆菌免疫制剂（草分枝杆菌菌苗、母牛分枝杆菌）

　　母牛分枝杆菌是从牛乳腺中分离，经高温灭活后得到的，具有独特的生物学、免疫学特点。主要适用于各型初、复治结核病，肺外结核，耐药和耐多药结核病，肺结核合并免疫功能低下者。一般在化疗第 2 周末开始，每 4 周一次，每次 2.25 μg，首次加倍，深部肌内注射。主要的不良反应有药物热、皮疹。也可有注射局部出现硬结、红肿和疼痛。

　　3）其他生物制剂（胸腺肽 α_1）

　　主要适用于免疫缺陷病、耐药和耐多药结核病及肺结核合并免疫功能低下者。每支胸腺肽 α_1（1.6 mg）以 1 ml 注射用水溶解后立即皮下注射，每周 2 次，连续注射 4 周。胸腺肽 α_1 的耐受性良好，部分患者仅有注射部位不适。

104. 哪些结核病需要行外科手术治疗?

结核病手术治疗的原则是尽可能切除病灶,保留健康的组织。

1)肺结核

(1)肺结核空洞:经内科治疗无效,痰分枝杆菌阳性者。特别是张力性空洞、厚壁空洞、巨大空洞及下叶空洞。

(2)结核球:直径> 2 cm,有咯血、咳痰,以及难与肺癌鉴别者。

(3)纤维干酪性肺结核:患者痰菌阳性,经胸部 X 线或 CT 检查见有较大的干酪块病灶,内科治疗难以奏效者。

(4)肺毁损:一侧肺的全部或绝大部分由于病变失去功能,并有痰菌阳性、咯血或继发感染等症状,而对侧肺基本正常。

(5)并发结核性支气管扩张、支气管狭窄及肺不张者:患者痰菌阳性,并经常反复咯血或咳脓痰。

2)其他结核疾病相关手术

(1)肾切除术

适用于:

①无功能的结核肾,伴或不伴有钙化。

②结核病变累及整个肾脏导致实质广泛破坏,合并难以控制的高血压或伴有肾盂输尿管交界处梗阻者。

③结核合并肾细胞癌。

(2)肾部分切除术

适用于:

①局限性钙化病灶,经 6 周药物治疗无明显改善。

②钙化病灶逐渐扩大而有破坏整个肾脏危险者。目前该手术已很少应用。

(3)骨与关节结核

由结核分枝杆菌侵入骨或关节而引起的一种继发性结核病。其原发病灶大多源于肺结核。好发于负重大、活动多、易于发生损伤的部位，如脊柱、膝关节、髋关节等。在全身支持疗法和抗结核药物的控制下，及时进行手术治疗可以缩短疗程，预防或矫正畸形，减少肢体残疾和复发。手术方法包括：

①脓肿切开引流：冷脓肿有混合感染、体温高、中毒症状明显者，因全身状况差，不能耐受病灶清除者，可先施行脓肿切开引流。待全身状况改善后，再行病灶清除术。但应注意脓肿切开引流后易形成慢性窦道。

②病灶清除术：采用适当的手术路径进入病灶，将脓液、死骨、结核性肉芽组织与干酪样坏死物质彻底清除。由于手术可能造成结核分枝杆菌的血源性播散，因此术前应规范应用抗结核药物治疗 4 ~ 6 周，至少 2 周。术后应继续完成规范药物治疗全疗程。

③关节融合术：用于关节不稳定者。

④截骨术：用以纠正关节畸形。

⑤关节成形术：用以改善关节功能。

⑥脊柱融合固定术：用以维护脊柱稳定性。

⑦脊柱畸形矫正术：用以矫正严重后凸畸形。

105. 肺结核与糖尿病会相互影响吗？

糖尿病与结核病关系密切，糖尿病患者是结核病的易感人群，其罹患肺结核的比例要比非糖尿病患者高 3 倍。而结核病及抗结核药物又可以诱发、加重糖尿病，糖尿病对肺结核的影响主要有以下几点：

（1）糖尿病患者的糖代谢紊乱，组织中的含糖量也增加，使得血中的葡萄糖始终处于一个较高的水平，高浓度的葡萄糖恰恰是病原微生物（如结核分枝杆菌）生长繁殖的高效培养基。

（2）糖尿病患者脂肪和蛋白质的代谢差，可能会使患者长期处于营养不良状态，免疫功能降低的状态，从而使得糖尿病患者易并发结核病等感染性疾病。

（3）糖尿病患者体内的维生素减少，导致呼吸道黏膜上皮细胞发生改变，从而降低了患者呼吸道的防御功能，易感染结核分枝杆菌。

（4）糖尿病患者血液中的糖化血红蛋白增加，易引起低氧血症，使得本来不利于结核分枝杆菌的环境变得适合生长繁殖。

肺结核对糖尿病的影响主要有以下几点：

（1）结核病患者发热时，胰岛素需求量常增加，可使隐性糖尿病、边缘性糖尿病发展为临床糖尿病，或加重原有糖尿病，诱发糖尿病酮症酸中毒等急性并发症。

（2）抗结核药物可对糖代谢造成影响，主要表现在有些抗结核药物可使尿糖增加，血糖升高，并加重末梢神经炎；有些抗结核药物可影响降糖效果；还有些抗结核药物可导致血糖降低，当与降糖药物并用时，更易发生低血糖，从而使得糖尿病难以控制。

（3）一些抗结核药物可能加重糖尿病的并发症。如链霉素、卡那霉素、阿米卡星、卷曲霉素、氧氟沙星等药物主要经肾脏排泄，可能对糖尿病肾病有不利影响；其他如异烟肼、利福平、吡嗪酰胺等可能发生肝毒性反应；乙胺丁醇对糖尿病视网膜病变有影响；异烟肼可加重糖尿病性神经病变。

当患者同时罹患糖尿病与肺结核时，两种疾病相互影响，从而导致糖尿病和结核病的治疗效果不佳，加速了两种疾病的恶化。

106. 肺结核合并糖尿病患者该如何治疗？

随着肺结核的发生发展，可加重糖尿病的病情，也为糖尿病的治疗增加了困难。

那么，肺结核合并糖尿病患者该如何有效治疗呢？据研究表明，血糖水平是影响糖尿病患者病灶变化的一个重要因素。肺结核合并糖尿病患者的治疗首先应关注患者糖尿病是否得到控制，其次才是结核病。肺结核合并糖尿病患者在有效的血糖控制的情况下，肺结核痰菌阴转率高，临床症状及肺部病灶吸收好转均较快。所以，建议肺结核合并糖尿病患者首先应积极治疗糖尿病，再配合正规抗结核药物治疗，这样才能早日康复。

107. 硅肺患者为什么容易患结核病？

硅肺是肺尘埃沉着病中最为常见的一种类型，是由于长期吸入大量游离二氧化硅粉尘所引起，以肺部广泛的结节性纤维化为主的疾病。

肺结核与硅肺从病因、发病机制及临床表现等方面都大不相同，但两者有着非常密切的关系。肺结核是硅肺最常见的并发症，硅肺患者一旦罹患肺结核，这两种病就会相互影响、相互促进，导致患者的病情迅速进展、急剧恶化，最终导致患者的生存时间缩短。硅肺合并肺结核患者，在多数情况下是患者先患硅肺，在此基础上并发肺结核。硅肺患者越靠近晚期，并发肺结核的概率就越大。硅肺患者之所以容易合并肺结核，通常认为主要有以下几个方面的原因：

（1）硅肺患者吸入的大量粉尘长期刺激人体呼吸道黏膜上皮，使得呼吸道的纤毛上皮受到破坏，致使上皮纤毛运动减弱、倒伏、脱落，纤毛的清扫功能严重削弱，甚至消失，最终导致支气管的净化作用减弱或丧失，结核分枝杆菌就轻而易举地通过我们的支气管，侵入肺泡中定植。

（2）肺间质的纤维化是硅肺的特征性病理改变。肺脏间质纤维化后，穿行在间质当中的细小血管、淋巴管必然会受到影响，出现管道扭曲、管腔狭窄，甚至堵塞，造成病变区域内的肺组织血液供应不良，淋巴回流障碍。人体消灭和清除结核分枝杆菌的主要防御系统——吞噬细胞和淋巴细胞不能随血流到达细菌定植的部位，同时结核分枝杆菌也不能随淋巴液转运到淋巴结，最终细菌停留在定植的部位，恣意生长、繁殖。

（3）粉尘中的二氧化硅遇水后形成硅酸，酸性环境有利于结核分枝杆菌的生长繁殖，这也是硅肺容易合并肺结核的原因之一。

108. 结核病合并艾滋病患者有哪些类型？

艾滋病是由艾滋病病毒（即人类免疫缺陷病毒）侵入人体后破坏人体免疫功能，使人体发生多种不可治愈的感染和肿瘤，最后导致感染者死亡的一种严重传染病。艾滋病与肺结核有着密切的关系，艾滋病患者容易合并肺结核，因为艾滋病患者 T 淋巴细胞严重不足，功能也不正常，直接导致机体清除结核分枝杆菌的能力明显下降，结核分枝杆菌大量繁殖而发病，因而艾滋病患者容易合并肺结核。

结核病合并艾滋病患者的主要类型有肺结核、肺外结核以及肺外结核与肺结核同时并存。其中比例最高的是肺结核，其次是肺外结核，占总病例数的 1/3 。两者同时并存约占 26%。

109. 结核病合并艾滋病患者的治疗原则有哪些？

结核病合并艾滋病患者的治疗原则及药物方案与单纯肺结核患者的治疗大致相同，必须遵循"早期、联合、规律、适量、全程"的原则，其疗效取决于艾滋病进展的程度及患者能否坚持完成所用的药物方案及疗程，较单纯肺结核应延长，以 9 ~ 12 个月为宜。

结核病合并艾滋病患者在抗结核化疗中需注意以下几点：

（1）艾滋病患者，特别是吸毒者，抗结核规律治疗率低，应采取全程直接面视下督导化疗，有困难者亦需采取家庭督导方式完成抗结核药物治疗，以保证疗效；患者对抗结核药物的不良反应，尤其是变态反应发生频率较高，对这样的患者更应注意药物组合，避免单药治疗而引起耐药；抗结核化疗同时可辅以各种免疫增强药物的治疗；利福平为肝微粒体酶诱导药，可加速抗艾滋病病毒药（蛋白酶抑制药及非核苷酸类反转录酶抑制药）的灭活，降低其抗病毒作用，因此应注意调整抗病毒药物剂量或采用利福喷丁代替利福平；使用链霉素易引起注射针头感染，医务人员应严格执行规范操作规程。

（2）对艾滋病病毒和结核分枝杆菌双重感染者可采用抗结核药预防性治疗，以减少活动性结核病的发生。我国艾滋病病毒与结核分枝杆菌双重感染者在 30 万以上，其中有条件者可采用化疗预防用药，以减少结核病的发病，具体方法为：口服异烟肼，疗程为 6 ~ 12个月；异烟肼加利福平（或利福喷丁），疗程为 3 个月；利福平加吡嗪酰胺，疗程为 2 个月。

110. 肺结核合并妊娠患者怎么治疗？

肺结核合并妊娠有 2 种类型：活动性肺结核与非活动性肺结核。非活动性肺结核，或结核病变范围不大，肺功能无改变时，对妊娠过程和胎儿发育无明显影响。如病变范围较广的活动性肺结核，尤其心肺功能不全者，妊娠分娩常使病情加剧甚至死亡。胎儿也可因缺氧、营养不良导致发育迟缓或死胎，若结核分枝杆菌破坏胎盘绒毛，进入胎体，可引起结核病。

肺结核合并妊娠患者，若为活动性肺结核，由结核专科医生与产科医生协商处理。

1）一般治疗

注意休息，加强营养，供给高蛋白、高维生素和富含矿物质的食物。房间通风良好，阳光充足。

2）抗结核治疗

早期治疗，剂量充足，联合用药。一线用药：可选用异烟肼、乙胺丁醇、利福平。二线用药：可选用卡那霉素、利福平、乙胺丁醇。用药时需特别注意：早期妊娠首选异烟肼、乙胺丁醇，孕3个月后可应用利福平；链霉素、卡那霉索可通过胎盘引起新生儿听力障碍，孕期应慎用；利福平在动物实验中有致畸作用，故孕12周前应避免使用。

3）手术治疗

病情需行肺部手术者，可在孕3～7个月施行手术。

4）终止妊娠指征

严重肺结核伴有肺功能降低，不能耐受继续妊娠及分娩者；妊娠反应严重，经治疗无效者；肺结核必须用药治疗，对胎儿可能有影响者，宜在3个月以内终止妊娠。

111. 肺结核合并器官移植患者的治疗原则是什么？

结核感染发生时间多在器官移植术后2～7个月，若移植前患者体内存在结核分枝杆菌感染，移植后1个月内可能发生结核感染。器官移植术后由于整体免疫功能低下，结核的治疗需要持续较长时间，更需要正规、足量、全程的抗结核治疗才能有效控制活动性结核感染，肺结核合并器官移植患者的治疗应遵循下列一些原则。

（1）由于移植术后患者存在免疫功能低下和血行播散双重危险，常根据病情轻重、有无痰菌排出和细菌耐药情况选择抗结核方案。多采用异烟肼、利福平、乙胺丁醇、吡嗪酰胺四联治疗方案。

（2）移植术后结核的治疗中应充分强调全身支持治疗，营养支持为主要治疗措施。结核病患者机体消耗较大，食欲差，易导致营养不足，影响机体康复和抗结核治疗效果。患者宜多进食高能量、高维生素食物；心、肺、肝移植患者可给予高蛋白食物；肾移植患者此时也不应过分限制蛋白摄入，必要时可给予肠道外营养1~2周。

（3）注意抗结核药物和免疫抑制剂两方面药物的相互作用。由于临床抗结核治疗时间长，大多数抗结核药物对肝功能都有一定损害，应同时注意抗结核药物和免疫抑制剂两类药物的不良反应，监测药物的肝毒性和肾毒性。对肝移植患者，肝功能保护尤为重要，抗结核的同时积极给予护肝治疗。在抗结核治疗时，不能忽视抗排斥反应治疗，治疗期间应注意监测抗排斥药的血药浓度、血常规、肝功能等，合理调整抗结核药和免疫抑制剂的用量。

112. 肺结核合并慢性阻塞性肺疾病患者的治疗原则是什么？

作为呼吸系统的常见病、多发病，慢性阻塞性肺疾病（COPD）的发病率逐年升高，同时由于人口老龄化的加剧，肺结核合并COPD患者也日益常见，两种疾病共存并相互影响，致残率、致死率更高，经济负担更重。

肺结核合并COPD患者体重指数、血清白蛋白、血红蛋白计数均偏低，提示患者易出现营养障碍。只有体内有足够的白蛋白作药物载体，才能保证抗结核药物的浓度，同时促进病灶的修复，促进痰菌转阴，故对于肺结核合并COPD患者需在积极抗感染、充分应用支气管扩张剂的基础上预防和处理并发症，同时给予营养辅助治疗以提高白蛋白水平、促进淋巴细胞增殖，必要时使用免疫增强剂以提高抗结核的能力，提高其临床治愈率。另一方面，在遵循早期、规律、全程、适量、联合的抗结核原则上，强调个体化用药方案，注意药物不良反应的干预。

113. 什么是无反应性结核病？

无反应性结核病是一种少见的、严重的全身性结核病，是全身血行播散型结核病的一种特殊类型，已有 100 多年的历史。该病的病理改变颇具特征，是该病名称"无反应性"的出处，因此也是该病诊断的最终依据。

（1）病变累及范围甚广，是其他类型的结核病或其他疾病所不及的，它可同时累及几乎全身所有组织和器官，包括肺脏、肝脏、全身各部位深浅淋巴结、脾脏、肾脏、肾上腺、脑膜、各浆膜腔、心肌、心内膜、脑实质、骨髓、胰脏、甲状腺、肠道、大网膜、子宫、卵巢、输卵管、胸大肌等均有报道。其中肺脏、肝脏、脾脏、淋巴结和肾脏是最常见的受累器官。

（2）典型的病理改变为病变组织和器官内的大量灰白色粟粒样病灶，有时形成较大的多发性脓肿样灶性坏死，偶尔也可见巨块型病灶。显微镜下可见病灶坏死组织中有大量抗酸染色阳性的结核分枝杆菌，病灶周边区域没有普通结核病灶中常见的增殖性反应细胞–类上皮细胞、朗汉斯巨细胞等（有时可见到部分淋巴细胞和中性粒细胞）。这正是该病与一般血行播散型结核病的重要区别，因缺乏增殖反应而被称作无反应性结核病。

114. 无反应性肺结核的临床表现是什么？

无反应性肺结核临床表现多种多样，多数为急性暴发性感染，其全身中毒症状明显，病情凶险是该病的主要特点。

普通肺结核常见的呼吸道症状出现较晚或较轻，而全身中毒症状出现较早或较为突出。患者往往因急性发热、寒战、皮疹、胸痛、腹胀、腹痛、头痛、骨痛、腰痛、肌无力、排尿困难、肝脾和淋巴结肿大、阻塞性黄疸，甚至全身水肿等表现而就诊。许多患者迅速出现恶病质的典型表现，且经过强力的抗结核治疗后临床表现不但未见好转，反而进一步加重，常常不治而亡。在未经抗结核治疗的情况下一般在半年内死亡，而经过积极的强力抗结核治疗，部分患者仍可在 2 ~ 3 个月死亡。死亡原因多为全身衰竭、水和电解质失衡、感染等。

（杨静）

115. 什么是淋巴结结核？

淋巴结结核是一种最为常见的肺外结核，它是由结核分枝杆菌经淋巴循环、血液循环或邻近病灶侵入淋巴结，引起淋巴结的慢性炎症，居肺外结核病之首。根据病程进展及临床表现，可分为结节型、浸润型、脓肿型、溃疡型。淋巴结结核包括浅表淋巴结结核、纵隔淋巴结结核及腹腔淋巴结结核，通常以浅表淋巴结结核为主。浅表淋巴结结核好发于儿童及中青年，以颈部多见，占肺外结核的80% ~ 90%。早期发病隐匿，仅为无痛性肿块，质地较硬，活动好，无粘连，随着疾病的进展，出现淋巴结周围炎，多个淋巴结相互粘连；随着淋巴结的增大，逐步软化，形成寒性脓肿，表皮有波动感，脓肿可自行破溃，形成窦道。淋巴结结核包块本身不会往外排菌，所以没有传染性。但肿大的脓肿破溃后有分泌物流出，此时分泌物具有传染性，接触到患者的分泌物就有被感染的风险。

116. 淋巴结结核能治愈吗？

研究结果显示，淋巴结结核早发现、早治疗是可以有效控制病情进展的。其中早期结节型淋巴结结核患者的预后最佳，部分患者可通过保守治疗治愈。在病变初期，淋巴结多为增殖性表现，药物容易经血液循环进入淋巴结内，起到杀菌散核的作用，而且此期的结核病变往往局限于淋巴结内，手术切除可取得很好的效果，切口Ⅰ期愈合率高，复发率低。后期随病情发展，原发灶内的结核分枝杆菌可经血行或沿淋巴管蔓延至其他部位，导致多个部位的病变，病变坏死物质进入到周围的软组织中，形成周围结核性脓肿，破溃后形成溃疡及窦道，局部或全身抗结核药物难以进入病灶，目前手术治疗淋巴结结核已成为国内外学者的共识。

117. 淋巴结结核包块会消退吗？

很多淋巴结结核患者（尤其是颈部淋巴结结核的年轻患者）会过于担心包块是否能消退，因为它不仅影响个人形象，还会导致患者在日常生活、工作中产生自卑、焦虑等情绪，那淋巴结结核包块会消退吗？

大多数淋巴结结核经有效、规律抗结核治疗后病灶都能消退。但如果抗结核治疗后病灶反而增大，应及时就医，考虑是否诊断有误、存在变态反应或耐药结核。如果抗结核治疗后肿块未能完全消退，则多系后遗症的纤维化或钙化灶，无须特殊处理。

118. 什么是骨与关节结核病？

骨与关节结核病简称骨结核，是指结核分枝杆菌感染骨、关节、滑膜和脊柱所引起的疾病，该病发展隐匿，进程缓慢、病程较长、并发症较多，严重影响患者的骨骼发育，甚至导致残疾。骨结核中以脊柱结核最多见，按解剖部位可分为：肩关节结核、胸锁关节结核、肘关节结核、腕关节结核、髋关节结核、骶髂关节结核、膝关节结核及踝关节结核。

1）骨结核有哪些临床表现

骨结核一般起病隐匿，开始时症状少而轻微，病程发展缓慢，常为数月到数年。早期患者大多伴有低热，一般多在午后发热，部分患者不伴有发热症状。出现四肢某个关节或腰背部不适、酸痛、钝痛以及腿脚麻木等。女性常伴有不明原因的月经不调或闭经。

2）骨结核疼痛时怎样缓解

骨结核患者关节肿胀、疼痛时，遵医嘱服用止痛药（非甾体抗炎药）可暂时缓解疼痛，但根本措施是正规抗结核治疗，抗结核治疗4周后酌情采用病灶清除术等外科治疗方法。此外，适当采用石膏、支具等方法制动也可缓解疼痛。

3）骨结核能治愈吗

骨结核患者经过规范化、个体化、有效的治疗（包括全身治疗、局部治疗、非手术治疗和手术治疗），结核病灶逐渐得到控制、恢复，最终可以治愈。对于诊断明确、临床症状不重、骨破坏轻、脓肿不大、不伴有脊柱畸形、对抗结核药物敏感的患者都可以采用保守治疗。手术主要是针对病灶破坏引起的并发症，如：脊柱后凸畸形、脊髓或神经根受压、脊柱不稳、合并瘫痪、抗结核药物治疗效果差或手术获取标本辅助诊断等。如患者局部疼痛剧烈，不能下地行走，常规止痛药物无效时也可考虑手术治疗。

119. 结核性脑膜炎是什么病？

结核性脑膜炎是指结核分枝杆菌侵入蛛网膜下腔，引起脑膜、脑实质及脊髓的非特异性炎症反应性疾病，是最常见的神经系统结核病，也是一种难治性中枢神经系统感染性疾病，致残、致死率高达50%。多发生于儿童，脑脊液中发现（直接检验出或分离培养出）分枝杆菌是诊断的金标准。

结核性脑膜炎有哪些症状呢？

（1）早期（前驱期）：早期症状多不典型，一般可出现发热、消瘦、乏力、食欲缺乏、盗汗、潮热。

一般起病缓慢，多数患者表现为间断头痛，但可忍受，没有及时就医，或误认为是感冒等其他疾病而延误治疗。同时可伴有不规则低热（体温37 ~ 37.5 ℃）、盗汗等。此期可持续1个月左右。

（2）中期（脑膜刺激期）：头痛、恶心、呕吐、颈项强直。

逐渐出现头痛加剧，伴呕吐，重者为喷射状呕吐。同时体温明显升高，可在38.5 ℃以上，热退时仍感头痛。出现脑神经障碍症状，常表现为复视、瞳孔散大，甚至失明。此期一般持续2周左右。

（3）晚期（昏迷期）：颅内压增高可能导致脑疝。

部分患者可发生肢体瘫痪，根据病变侵犯中枢神经系统部位的不同，可出现单侧肢体瘫痪或截瘫、大小便失禁、癫痫发作等。随着病情进展，患者出现意识障碍，从嗜睡发展到昏迷。深、浅反射消失或形成脑疝致死亡。

早期患者的致残率及病死率均较低，晚期患者病死率高达50%，或遗留不同程度的神经功能缺损。

● 知识拓展 ●

为什么结核性脑膜炎患者要经常做腰椎穿刺术？

（1）明确诊断

结核性脑膜炎临床表现缺乏特异性，做腰椎穿刺术留取脑脊液标本送检，予以鉴别多种神经系统疾病，对疾病进行确诊。

（2）辅助治疗

对于某些确诊为结核性脑膜炎患者进行鞘内注射抗结核药物、脑脊液置换术，从而达到治疗该病的目的。

（3）疗效参考

做腰椎穿刺术会测量脑脊液压力值，医生由此可以判断治疗方案与治疗效果。

120. 结核性脑膜炎能治愈吗?

时常有患者及家属会非常担心这个问题。结核性脑膜炎是一种损害中枢神经系统的严重结核病,约50%的结核性脑膜炎患者严重致残或病死,在生存的患者中20%~30%会留下永久性的中枢神经系统后遗症,如认知能力下降(变傻)。简言之,结核性脑膜炎可以治愈,但是多半会留下后遗症。

121.浆膜结核病是什么病?

浆膜结核包括结核性胸膜炎、结核性腹膜炎和结核性心包炎,是肺外结核的一种常见形式,也是浆膜性渗出的常见原因,尤其是结核病高发地区。浆膜性渗出液培养或组织活检标本被认为是诊断结核性浆膜炎的金标准。

1)什么是结核性胸膜炎

结核性胸膜炎是结核分枝杆菌及其溶产物、代谢产物进入超敏感机体的胸膜腔而引起的胸膜炎症。结核性胸膜炎包括干性胸膜炎、渗出性胸膜炎。

(1)干性胸膜炎为胸膜的早期炎性反应,通常无明显的影像表现。

(2)渗出性胸膜炎主要表现为胸腔积液,且胸腔积液可表现为少量或中、大量的游离积液,或存在于胸腔任何部位的局限积液,吸收缓慢者常合并胸膜增厚粘连,也可演变为胸膜结核瘤及脓胸等。

2)什么是结核性心包炎

结核性心包炎是由气管、支气管及纵隔周围的淋巴蔓延,或由肺结核或胸膜结核血行播散所致。少见由远处泌尿系结核、骨结核等经血行播散所致。临床表现为午后低热、乏力、潮热、盗汗，以及心包炎特征性表现（如咳嗽、胸痛、呼吸困难等）。结核性心包炎分为纤维素性心包炎、血性心包炎，易引起心包肥厚造成心包缩窄，后期形成缩窄性心包炎。

122.结核性腹膜炎有哪些表现？

结核性腹膜炎是一种由结核分枝杆菌引起的腹膜慢性、弥漫性炎症，患者的感染可能是由腹腔内的结核分枝杆菌直接蔓延而来，也可能是由于血行播散而来，前者较为常见，如肠结核、输卵管结核等均可能是本病的直接原发病灶。目前，结核性腹膜炎多以中青年较为常见，女性略多于男性患者。

结核性腹膜炎的临床表现缺乏特征性，多数表现为发热、慢性腹痛、腹胀、腹部包块、盗汗及体重下降；部分患者发病急骤，以急性腹痛或高热为主要表现；还有少数患者起病隐匿或无明显症状，易被忽视与漏诊。此外，部分患者还有典型特征为腹部柔韧感（腹部揉面感），该体征是因腹膜增厚、腹壁肌张力增高、腹壁及腹内脏器粘连引起的腹壁触诊感觉，常与压痛部位一致。

123.肠结核是什么病？

肠结核是由结核分枝杆菌感染所致的特异性肠道炎症，是常见的肺外结核。肠结核起病缓慢，早期症状不明显，主要的临床表现为腹痛、腹胀、大便习惯改变（腹泻、便秘或腹泻与便秘交替），腹部可摸到肿块，以及发热、盗汗、消瘦、厌食、乏力等全身症状。

• 知识拓展 •

肠结核腹痛时可以吃东西吗?

肠结核患者腹痛的发生可能与进餐引起胃肠反射或肠内容物通过炎症、狭窄肠段,引起局部肠痉挛有关。腹痛也可由部分或完全性肠梗阻引起。若肠结核患者已发生肠梗阻,则需禁饮禁食(任何经口的东西都不能吃与喝),需及时就医,根据相关检查及医生临床诊断才可判断是否进食,切勿擅自决定,发生了肠穿孔,后果是不堪设想的。

肠结核腹痛时可以自行服用止痛药吗?

不能自行服用止痛药,因为盲目的止痛会掩盖病情,从而导致病情误诊,甚至带来生命危险。

肠结核患者鼻子里都要插根管管、戴个壶壶吗? 有什么作用呢?

(1)对肠梗阻患者行胃肠减压(也就是经鼻腔将胃管插入胃内,胃管连接胃肠减压器利用负压的原理将胃内容物引流出来):有利于肠壁循环的恢复,减轻腹痛、腹胀及呕吐等症状,避免吸入性肺炎的发生。

(2)对肠穿孔患者行胃肠减压:可防止胃肠内容物经裂口继续漏入腹腔,减轻腹痛和全身中毒症状。

(3)肠结核患者术后行胃肠减压:可减轻腹胀,降低腹腔压力,减少胃肠道吻合压力,有利于切口愈合。

124. 泌尿系统结核病有哪些临床表现?

泌尿系统结核病是指发生于肾、输尿管、膀胱、尿道、前列腺的结核病。每年约有 20% 的肺外结核病例为泌尿系统结核病。一般发病是经呼吸道吸入含结核分枝杆菌微粒而感染,也可经肠道饮入带菌牛奶而感染，儿童因共用厕所设备接触带菌尿液经泌尿系统感染则十分少见。泌尿系统结核通常继发于肺结核，少数继发于其他部位结核，如肠结核、骨关节结核。最早发生病变的器官常为肾脏，如未能及时控制，可下行播散至输尿管、膀胱及尿道甚至危及生殖系统（男性为多）。尿液中或脓液中查到结核分枝杆菌是诊断泌尿系统结核的金标准。

泌尿系统结核病有哪些临床表现？早期病灶常在肾脏，可无明显症状，仅尿中发现少量的蛋白质、红细胞及白细胞；随着病情的发展，膀胱被累及，多数患者可出现尿频、尿急、尿痛等尿路刺激症状，甚至出现尿失禁、尿潴留等症状，还可能出现血尿、脓尿、排尿障碍。病灶发展到肾包膜或继发感染时，或输尿管被血块、干酪样物质阻塞时可出现钝痛或绞痛；发展为肾积脓或积水时，可触及肾区肿块，并有压痛、反跳痛；全身症状常常不明显，晚期肾结核或合并其他部位结核时出现发热、盗汗、食欲缺乏、消瘦、贫血等症状。另外，还可以跟邻近器官形成窦道。

（张欢）

第二章

食之篇

1. 听说患了结核病，不能吃鱼虾？

感染结核分枝杆菌而发病的患者，大多数是因为机体抵抗力下降。结核病本身也是一种慢性、消耗性疾病，在治疗的过程中需要加强营养支持。丰富的蛋白质不仅可以提高机体免疫力，还可以促进机体的修护。

鱼肉具有高蛋白、低脂、低胆固醇的特点，并且还含有丰富的微量元素，因此，建议肺结核患者可以适当食用新鲜的鱼肉。虾的蛋白质含量是鱼、鸡蛋、牛奶的几倍甚至十几倍，虾的脂肪含量较鱼肉更少，因此，患者可根据个体情况适当选择鱼虾的摄入。

患者在服用异烟肼抗结核治疗的过程中，食用部分鱼类，如不新鲜的海鱼、淡水鱼，非常容易导致过敏症状的发生，应避免食用。过敏期间，轻者表现为头晕、头痛、恶心、呕吐、皮肤潮红、结膜轻度充血；重者则出现颜面潮红、心悸、心跳加速、呼吸困难、血压升高，甚至发生高血压危象和脑出血。患者不但在服用异烟肼期间不能食用上述鱼类，在停药 2 周后，也要禁食这些鱼类。

2. 结核病患者能吃茄子吗？

李时珍在《本草纲目》中记载，茄子治寒热，五脏劳，治温疾。茄子本身的营养价值丰富，含有蛋白质、脂肪、碳水化合物、维生素以及钙、磷、铁等多种营养成分。

但患者在抗结核治疗过程中，通常会服用异烟肼、利福平等药物，这两种药物可能与茄子发生反应引起机体过敏，导致患者出现皮肤瘙痒、全身红斑、胸闷等症状，所以在抗结核治疗期间应该避免食用茄子，可增加白萝卜、绿叶蔬菜的摄入。

3. 无辣不欢，患了结核病，还能吃辣椒吗？

中医认为，肺结核属于阴虚而虚热阴伤，治疗上应滋阴降火。辛辣香燥食物，如辣椒、花椒、胡椒等可助虚热炽盛，耗伤本已枯竭的肺之津液，加重肺热，不利于病情的恢复，因此，建议肺结核患者少吃或不吃辣椒。

1）适宜的食物

肺结核是一种慢性消耗性疾病，日常饮食应立足于清补，并积极配合药物治疗。

（1）普通肺结核患者宜食高能量、高蛋白和维生素含量丰富的食物，如牛奶、鸡鸭鱼肉、海参、淡菜、紫菜、豆制品、花生、芝麻、核桃、各种新鲜水果等。

（2）咯血患者常饮新鲜藕汁、百合莲子汤、清炖银耳，有降火止血作用。

（3）潮热盗汗患者，可常食鸭肉、甲鱼、鸡蛋、丝瓜、百合、藕、甘蔗、梨、荸荠（马蹄）、山药、莲子、苹果、橘子等。

（4）咳嗽的患者，可常食枇杷、梨、罗汉果、核桃、柿子、百合、白萝卜、豆浆、牛奶、猪肺，猪肺亦可配制药膳，取以脏补脏之义。

2）忌口的食物

本病在任何发展阶段，均应忌烟酒及辛辣刺激性食物，凡生痰动火之物，均不宜食，如辣椒、生姜、洋葱、韭菜等。

4.服用抗结核药物期间能喝牛奶吗？

牛奶食用方便，含有丰富的蛋白质、维生素、脂肪、乳糖等，不仅可以提高机体免疫力，还可以促进机体病灶的修复。但患者在服用部分结核药物时需注意：

（1）服用异烟肼时，不宜食乳糖及含糖的食物，因为乳糖能完全阻挡人体对异烟肼的吸收，使之不能发挥药效。所以异烟肼与牛奶不能同时服用，应该在服药后2小时再喝牛奶。

（2）利福类药物需要空腹服用，1小时后血液中药物浓度达到高峰。若与牛奶同服，牛奶中的蛋白质会对药物的吸收产生一定的影响。因此，不能用牛奶送服利福平，应该在服药后2小时再喝牛奶。

5.吃药期间，跟咖啡、浓茶说"拜拜"？

说到提神醒脑的饮品，大家都会想到咖啡、浓茶。咖啡和浓茶中的咖啡碱是一种中枢神经兴奋剂，提神醒脑、赶走睡意、精神百倍。然而，抗结核药物中的异烟肼，常见的副作用就有神经系统反应，如头晕、头痛、兴奋、记忆力减退、注意力不集中等。咖啡和浓茶不仅能影响药物的吸收，同时也不利于休息，影响疾病的康复。患者可根据病情稳定情况，适量或少量地饮用，一定避免和抗结核药物同服，以免影响药效。

6.吸烟对肺结核患者有什么影响?

1) 吸烟的危害

香烟中的焦油、尼古丁、一氧化碳等有毒物质,均对人体有害。烟雾进入肺部,能直接引起肺部的损伤,抑制肺部的防御功能,导致呼吸系统的感染,从而加重结核病,使结核病的疗效降低,疗程延长。同时,也使原本的咳嗽、咳痰症状加重;咳嗽引起的肺压增加,使血管容易发生破裂,导致大咯血而危及生命,增加患者的痛苦,同时还增加了治疗的费用。

2) 吸烟对肺结核患者的影响

抗结核药物大多数通过肝脏代谢,吸烟能增强肝脏酶活性,加速药物在肝内的代谢,影响血药浓度,降低药物的吸收。肺结核患者吸烟,不仅会使肺部感染加重,在一定程度上也会影响药效。多项研究表明,吸烟也会增加肺结核患者的死亡率,因此,肺结核患者应当戒烟。

7.肺结核患者能饮酒吗?

抗结核药物大部分是经肝脏代谢,并且对肝脏有不同程度的损害,肝功能不好则会影响药物在肝脏内的代谢,从而导致积蓄中毒。饮酒会加重肝脏的负担,使肝脏的解毒能力和代谢功能降低,容易出现肝功能损害和药物的毒副作用;长期饮酒也会导致机体营养不良和免疫力低下;乙醇还能扩张血管,有引起肺结核患者咯血的可能;如果饮酒过量,发生乙醇中毒,会使支配咽喉部吞咽的喉神经和迷走神经功能发生障碍,出现吞咽困难,误将口腔内的分泌物吸入呼吸道,引起肺部感染或误吸的发生。因此,肺结核病患者应戒酒,尤其是在化疗期间的结核病患者应当绝对忌酒。

8.抗结核药物和降压、降糖药物可以一起口服吗?

1）抗结核药物与降压药

常用的抗结核药物本身不会导致高血压，但在临床用药时观察到本无高血压的结核病患者，在服用利福类药物过程中出现血压升高，而停用后血压恢复正常，这与交感神经兴奋有关。在服用降压药治疗的高血压患者中，合用抗结核药物可增强肝脏对降压药和体内降压生物活性物质的降解作用，使其效用降低或无效，导致血压控制不良，或波动较大。

肺结核患者在服用利福平时，尽量避免使用钙拮抗剂，尤其是硝苯地平。两药一起服用，使硝苯地平在体内的代谢速度增加，从而降低硝苯地平的有效药物浓度，减弱硝苯地平的降压效果。

如果两类药物合用无法避免时，建议优先选用氨氯地平，慎用硝苯地平，并根据患者的实际血压，合理调整降压药的剂量。若患者血压不稳定，可以在医生的指导下选用其他抗结核药物代替利福平。

2）抗结核药物与降糖药

长期服用抗结核药物可影响糖代谢，使糖耐量降低。如异烟肼与磺脲类降糖药同时使用，可能导致磺脲类药物的代谢减慢，增加低血糖发生的风险，尤其是在老年人和慢性肾功能衰竭的患者中应警惕，必要时调整磺脲类药品的剂量，密切监测血糖。降糖药一般在餐前半小时或随餐服用，抗结核药物（除利福类在早餐前 1 小时服用）通常在饭后服用，因此降糖药和抗结核药物不能同时服用。

9.为什么服药期间不能吃得太"油"?

油腻的食物是指脂肪、胆固醇高的食物，吃多了会增加肝脏负担，导致肝脏代谢紊乱。而抗结核药物对肝脏也有直接或间接性的损害，主要是干扰肝细胞内代谢过程，损害肝细胞基本结构，破坏肝细胞导致肝坏死。因此，抗结核期间应避免吃得太"油"，以免增加肝脏负担。

10.结核病患者饮食上越"补"越好吗？

结核病是一种慢性消耗性疾病。许多患者在患病期间会消耗自身的营养，造成营养流失及抵抗力下降，延缓疾病的治愈。因此，合理饮食对于结核病的治疗非常重要。饮食原则主要是：高能量、高蛋白、高维生素和高膳食纤维。适量即可，过多反而增加胃肠道及肝脏的负担。

也可酌情选用一些能培养正气、扶正祛邪的食物或中药。市面上常见的所谓的补品，比如冬虫夏草、阿胶、人参等，不可盲目地食用，可以制作成药膳，如：

1）虫草银耳汤

原料：冬虫夏草 10 g、银耳 15 g、冰糖 30 g。

制作方法：将冬虫夏草连同银耳、冰糖一起倒入砂锅，加水，小火慢炖 2 ~ 3 小时。

用法：每日 2 次，每次 1 小碗。

功效：适用于肺阴亏损者。

2）双参蜂蜜银耳羹

原料：西洋参 12 g、北沙参 16 g、银耳 10 g、蜂蜜适量。

制作方法：银耳用温水泡开，将西洋参、北沙参、银耳一起倒入砂锅中，一次加水 1 000 ml，大火烧开，小火慢炖，等汤稠后加入蜂蜜即可。

用法：随意饮用。

功效：有滋阴润肺、补气养阴、清热生津的作用。

3）沙参麦冬虫草肉汤

原料：北沙参 15 g、麦冬 15 g、冬虫夏草 10 g、猪瘦肉 250 g，食盐、味精少许。

制作方法：将北沙参、麦冬煎水，1 000 ml 煎液待用。将猪瘦肉洗净、切块，放入锅中，加入煎液大火煮沸，加入冬虫夏草，改用小火，待肉烂时加食盐、味精调味后食用。

功效：北沙参滋阴润肺，麦冬养阴生津，冬虫夏草补肺益肾、止血化痰。适用于潮热不退、身体瘦弱、干咳少痰的肺结核患者。

11.结核病患者饮食上该注意什么？

结核病患者口服药物种类繁多，有些药物与食物之间会产生不良反应，如果不注意饮食，会影响药效的发挥，甚至引起严重不良反应。患者服药期间的饮食应注意：

（1）避免进食辛辣、刺激、油炸、生冷食物。

（2）避免饮用浓茶、咖啡；避免药物与牛奶同时服用，牛奶应在服药 2 小时后再饮用。

（3）中医认为肺结核属肺阴虚而虚热阴伤，治疗上应滋阴降火，如茴香、桂皮、八角、胡椒、葱、姜、辣椒、羊肉、烟熏和干烧等食品可助虚热炽盛，患者应不吃或少吃。

（4）不宜进食不新鲜的淡水鱼和海鱼、动物肝脏、扁豆、茄子、菠菜、香蕉、菠萝、啤酒、葡萄酒等，这些食物含有丰富的组胺，在服用异烟肼期间容易引起患者过敏反应的发生。

（5）限制脂肪的摄入，以减少胃肠及肝脏的负担。

（6）戒烟酒：吸烟伤肺，饮酒伤肝。烟酒会加重病情，影响药物的吸收，导致药物对结核分枝杆菌不敏感，亦可增加药物不良反应；饮酒会加重肝脏负担，扩张血管，增加患者咯血的风险。

12.哪些食物对结核病患者有益?

结核病是由结核分枝杆菌引起的慢性消耗性传染病,多数患者在患病期间会存在不同程度的营养失衡,在使用抗结核药物治疗的同时需增强机体抵抗力,营养的补充必不可少,同时病灶的愈合也需要大量蛋白质、维生素、矿物质等。

因此患者在饮食与能量供应上都要高于正常人,在饮食方面应坚持"四高":高蛋白、高能量、高维生素和钙、高膳食纤维和水,并同时补充足够的矿物质,来增强抵抗力,补偿疾病所致的高消耗。

1)高蛋白质

蛋白质提供合成体内必需的酶、激素、抗体的原料,直接提高人体的免疫力,有利于病灶的修复。因此,每天要补充充足的优质蛋白,如瘦肉、家禽、乳类、蛋类等。一个体重 50 ~ 60 kg 的患者,每日进食鸡蛋 2 ~ 3 个,瘦肉 100 g 左右,牛奶 200 ~ 400 ml,每周进食适量鱼、虾 1 ~ 2 次即可。

2)高能量

结核病患者经常有低热或高热,能量消耗比正常人高,每日每千克体重应供给能量 40 ~ 50 千卡*。饮食要多样化,粗、细粮要合理搭配。要求主食每日需 400 ~ 500 g,油类每日 25 ~ 30 g。

3)高维生素和钙

不同种类维生素,对机体正常代谢有着不同的作用。如维生素 C 可降低毛细血管通透性,促成纤维细胞生成,有利于病灶及受损血管的修复。维生素 D 可促进钙、磷代谢,使肺内病灶易局限。维生素 K 可以止血。患者每天进食 500 g 左右新鲜蔬菜,其中应有 250 g 以上是绿色蔬菜,如青菜、油菜、芹菜、西红柿、胡萝卜等。可再适当吃些

---

*　1千卡≈4.184千焦。

水果，如苹果、梨、杏、柑橘、草莓、桃等。进食量应根据个人情况而定。结核病灶的钙化，需要大量的钙，因此，除了每天喝些牛奶及吃些蔬菜补充钙外，还应吃些新鲜海产品、豆制品等。

4）高膳食纤维和水

足够的膳食纤维和水是维持酸碱平衡，保持大便通畅，防止毒素吸收的必要措施。患者应多进食新鲜蔬菜如芹菜、水果以及粗粮。

13.抗结核治疗期间食欲下降怎么办?

服用抗结核药物期间，患者常常会出现食欲缺乏等情况，需要做好以下几个方面的工作：

（1）注意调整饮食结构，以清淡、易消化、产气少的食物为主，合理搭配碳水化合物、蛋白质和维生素的摄入，避免吃粗糙、生冷的食物，同时还要注意少量多餐。

（2）必要时使用促进消化的药物，比如多潘立酮或者复方消化酶胶囊。

（3）需要警惕肝功能异常情况的发生，因为在服用抗结核药物期间，有可能出现药物性肝炎，也会导致食欲下降，一定要积极地配合治疗。

（4）当患者无法进食，或进食量过少的时候，可考虑是否需要进行静脉营养支持治疗。

（余梅）

14.口服抗结核药物后食欲下降，可以改为静脉输入吗?

服用抗结核的药物，可能会有一些恶心、呕吐等不良反应，如果患者服用了抗结核药物之后，吃不下饭、没有胃口怎么办呢？很多患者就想到静脉输入会不会好点，其实静脉输入抗结核药物仍然会有胃肠道反应的发生。由于结核病的疗程比较长，用药量大，品种多，胃肠道的不良反应时有发生。首先应与患者充分沟通，尽量让其能够完成整个药物治疗的疗程。如果患者可以耐受，则尽量不调整药物与剂量，可加用一些帮助胃肠道消化的药物，还可以做一个给药先后次序的更改，比如把顿服改成分次服用，把饭前服改成饭后服或睡前服用，通过给药形式的改变来减少胃肠道不良反应的发生，确保患者能够完成治疗疗程。如果还是难以耐受，无法坚持完成治疗过程，可以采用静脉输入部分抗结核药物来替代口服给药，但是能够替代口服的抗结核药物种类并不多，临床常用的异烟肼、利福平、喹诺酮类、利奈唑胺等有静脉制剂，但乙胺丁醇、吡嗪酰胺等药物目前只有口服制剂。一旦患者的胃肠道症状减轻或是可以耐受，仍然会改为口服结核药物，继续完成整个疗程。

15.家中有结核病患者，可以一起吃饭吗?

结核病主要由排菌患者的痰液、唾液经呼吸道或消化道传播。肺结核患者处于活动期时具有传染性，与家人在一起吃饭或近距离接触时容易导致家人结核感染的风险。这时患者需要与家人实行分餐制，避免交叉感染的发生。

如果患者以前得过肺结核，现在已经变成陈旧性的病灶了，或是没有任何传染性的患者，跟家人一起吃饭或近距离接触是没有问题的。

• 知识拓展 •

什么是分餐制?

分餐制是患者与家人碗筷分开,是对患者和家人双方共同的保护。抗结核治疗是一个长期的过程,达到出院标准不代表疾病已经治愈,患者仍需在家中进行巩固治疗。因此,我们建议患者出院后仍坚持分餐制,以免感染家人。同时,由于患者治疗期间,抵抗力弱,家人也可能将其他病菌传染给患者,造成结核分枝杆菌和其他病菌合并感染。在完成预定疗程,所有体征和指标都转为正常后,再考虑恢复至合餐制。

16.肺结核患者的餐具该如何消毒?

肺结核患者会排出结核分枝杆菌,其细菌外壁具有疏水性,一般的消毒剂很难渗透,肺结核患者的餐具一般采用以下消毒方法:

1)物理消毒法

利用热力和光照等物理作用,使结核分枝杆菌的蛋白质和酶变性或凝固,以达到消毒的目的。肺结核患者的餐具,可采用物理方法消毒,一般餐具可用煮沸消毒 15 分钟,高压蒸汽灭菌效果更佳。

2)化学消毒法

化学消毒法是利用化学药物,也就是我们平时所说的消毒剂,按照一定的要求,配制成规定的浓度,达到杀灭结核分枝杆菌的目的。常用的化学消毒剂药店、超市一般都有出售,例如:乙醇、84 消毒液、漂白粉、乳酸、甲醛等,在购买时根据家庭经济情况及使用方法来选择。餐具消毒方法可选择 3% 漂白粉液浸泡 1 小时或 0.5% 过氧乙酸浸泡 2 小时。

• 知识拓展 •

使用消毒剂的注意事项有哪些?

使用消毒剂需要注意的是:在家庭中选择消毒的方法时,应选择一个专门供消毒时应用的场所,尤其是化学消毒剂要保管好,专人负责,避免儿童拿取误服引起消毒剂中毒。配制消毒剂时要有一定文化程度的家庭成员进行配制,确保浓度准确,消毒效果好,达到预期的目的。总之,对肺结核患者使用过的食具和生活用品要采取相应的消毒措施,杜绝传染源的传播,只有这样才能防止新的结核病患者产生。

17.抗结核药物是不是用得越多治疗效果越好?

任何疾病在选择药物治疗时都必须有一个适当的量,抗结核药物剂量越大,药效越强,但是患者在治疗过程中出现相应的副作用也就越多,比如:肝脏功能损害、肾脏功能损害等,常常导致患者无法坚持完成整个化疗过程,影响治疗效果。不合理化疗不但治疗失败率高,而且复发率也高。同时细菌极易对抗结核药物产生耐药性,再次治疗效果差,最终成为久治不愈耐药结核分枝杆菌的慢性传染源,给社会带来危害。因此抗结核药物必须由有执照的专科医生开具,根据患者情况使用适合患者的剂量,比如老年人和体重较轻患者,会做出相应的调整。

18.漏服抗结核药物,补还是不补?

坚持按计划规律服药,可保持相对稳定的血药浓度,以达到持续杀菌的作用。反之,血药浓度不稳定,在低浓度时达不到最低抑菌浓度,反而会诱导细菌的耐药性。服用抗结核药物的底线是当天的药物当天吃,如果白天忘记吃药,可以晚上补服,不要拖到第二天。

期间漏服一次药物不需要第二天加大剂量服用，只需按正常剂量服用即可。

19.什么是规律服药?

结核分枝杆菌是一种分裂周期长、生长繁殖缓慢、难被杀灭的细菌，结核分枝杆菌生长周期为 18 ~ 20 小时繁殖一代。坚持按计划规律服药，可保持相对稳定的血药浓度，以达到持续杀菌的作用。患者即使症状消失，也不可随意中断治疗。但在临床上有些患者不遵医嘱用药，只重视症状的有无，有症状时服药，没有症状时自行停药。还有一部分患者道听途说抗结核药物副反应多而不敢用药，或用用停停，造成间断不规律用药，常常会诱导细菌耐药性的产生。

• 知识拓展 •

什么是血药浓度?

药物血药浓度指药物吸收后在血浆内的总浓度，包括与血浆蛋白结合的或在血浆游离的药物浓度，有时也可泛指药物在全血中的浓度。药物作用的强度与药物在血浆中的浓度成正比，药物在体内的浓度随着时间而变化。

20. 服用抗结核药物出现副作用，可以改服中药治疗吗?

不能。抗结核治疗一般会持续半年以上，包括强化期和巩固期两个阶段。早期、规律、全程、适量、联合五大原则是抗结核治疗的关键。其中，"全程"原则强调完成整个抗结核疗程，不得擅自终止治疗。由于抗结核治疗方案里包括杀菌剂、抑菌剂等多种药物共同起作用，而中药并没有类似作用，达不到治疗效果。

　　临床上，很多结核病患者在服用抗结核药物后出现恶心、呕吐、食欲下降等副作用时，则停用抗结核药物改为中药治疗，往往会导致治疗失败和耐药结核病的产生，甚至有生命危险。在此，需要强调：患者是否停药需要由专科医生通过综合判断来决定，绝不是患者自己来判断改服中药治疗。

• 知识拓展 •

中药治疗肺结核有效果吗？

　　肺结核的治疗以西药规范化治疗为主，中药在肺结核的治疗中主要起辅助作用，因为中药本身没有杀灭结核分枝杆菌的作用，只能在专科医生的指导下，通过配合抗结核药物的治疗，达到调理患者全身状态、减轻药物副作用、扶正祛邪的作用。如果患者在服用抗结核药物期间，发生药物性肝损害和胃肠道反应，中药可以疏肝理气、健脾化痰；患者在治疗结核过程中如果睡眠不好，中药也可以有效地改善睡眠。

21.抗结核药物有哪些副作用？

　　抗结核药物的副作用较多，涉及人体多个系统，主要的副作用多表现为：

　　（1）胃肠道反应（恶心、呕吐、食欲下降、腹泻等）。

　　（2）肝损害（上腹部不适、腹胀、腹痛、发热、乏力、皮肤及眼睛发黄、血转氨酶及胆红素升高、皮肤瘙痒、尿色深黄等）。

　　（3）关节损害（关节疼痛、痛风发作）。

　　（4）周围神经炎（四肢远端麻木或烧灼感）。

　　（5）过敏反应（发热、皮疹、皮肤瘙痒、呼吸困难、昏倒）。

　　（6）血液系统反应（白细胞减少、血小板减少、出血、酱油色尿）。

（7）肾损害（小便量减少、蛋白尿、颜面部及四肢水肿、血肌酐升高、需要进行血液透析或腹膜透析）。

（8）精神心理异常（抑郁症、焦虑症、自杀行为）；

（9）听力／视力下降、前庭神经受损（走路不稳、头昏、眩晕）等。

其中，以胃肠道反应和肝损害最为常见。

以下分别列出了几种常见抗结核药物的主要副作用，见表2-1。

表2-1 常见抗结核药物的主要副作用

药名	主要副作用	注意事项
异烟肼	周围神经炎、肝功能损害，偶尔有癫痫、关节痛、皮疹等	定期检测肝功能，有神经障碍、癫痫、中枢神经系统障碍史禁用
利福平	肝毒性、过敏反应、胃肠道反应	空腹服用，最好服用后1小时再进餐，严重肝病及妊娠3个月内禁用。定期检测肝功能。单独使用可迅速发生耐药。体液及分泌物、尿液会呈橘红色
链霉素	听力障碍、眩晕、肾功能障碍、过敏反应	用前必须做皮试，过敏者禁用。严密观察听力变化及头晕、耳鸣反应。定期检测尿常规及肾功能
吡嗪酰胺	肝毒性、过敏反应、胃肠道反应、高尿酸血症	单独使用可产生耐药性，应定期检测肝功能，孕妇及痛风患者禁用
乙胺丁醇	视神经损害、末梢神经炎	定期检查视觉和颜色的鉴别力。发生视神经炎、婴幼儿及糖尿病患者出现眼底变化立即停药
利福喷丁	同利福平。肝毒性及过敏反应发生率低于利福平	对利福平耐药的患者亦对利福喷丁耐药。其余事项同利福平
丙硫异烟胺	胃肠道反应、肝毒性、糙皮病，可引起烟酰胺代谢紊乱	应适度补充B族维生素。定期检测肝功能，慢性肝病、精神障碍、孕妇及12岁以下儿童禁用

续表

药名	主要副作用	注意事项
对氨基水杨酸	肝毒性、过敏反应、胃肠道反应	静脉用时避光输注，药液变色后禁用。发生过敏反应立即停药。定期检测肝功能
阿米卡星	同链霉素	与氨基糖苷类有单向交叉耐药，链霉素耐药及过敏者再使用本药
卷曲霉素	同链霉素，电解质紊乱	检测电解质情况。观察头晕、耳鸣、听力减退等反应
氟喹诺酮类	中枢神经系统损害、过敏反应、光敏反应、胃肠道反应、肝肾毒性	用药后避免阳光照射。不与含铝、镁、铁、钙剂同服。有精神障碍、喹诺酮类过敏史、肌腱炎、骨关节损害、癫痫病史、18岁以下者禁用
环丝氨酸	中枢神经系统损害	有神经、精神症状者禁用。口服维生素B_6辅助治疗

22. 口服抗结核药物期间出现哪些副作用需要及时就医？

患者在服用抗结核药物期间出现副作用时，不论症状轻重，都建议第一时间到医院就诊，寻求医生的帮助，必要时住院观察治疗，以防出现其他不可预测的严重副作用。在抗结核治疗过程中，还需要定期复查，如每个月复查血常规，肝肾功能，发现异常及时处理，把副作用的伤害降到最低。药物不良反应普遍存在，我们既不可轻视，又不可过分紧张。在与结核病的斗争中早期、适量、联合、规律和全程用药，才能更好地达到治愈的目标。

23. 服用抗结核药物后为什么会关节疼痛？

抗结核药物（例如吡嗪酰胺）的代谢产物可以抑制尿酸的排泄，同时促进肾小管对尿酸的重吸收，从而导致高尿酸血症和痛风样表现。所以在服用抗结核药物期间出现关节痛，首先需要考虑是否由于高尿酸血症导致痛风引起的。

当患者的血尿酸轻度升高并且没有症状时，不建议自行停药，可尝试减少高嘌呤饮食，包括海鲜、啤酒、动物内脏、豆制品等的摄入。经饮食控制后，如果尿酸仍呈进行性升高或者出现痛风发作、少尿、水肿等情况时，建议及时就诊，由医生给予相应处理。严重者需停用吡嗪酰胺等药物，加强尿酸、肾功能的监测。

• 知识拓展 •

尿酸升高对人体有什么影响？

尿酸是人体嘌呤代谢的终产物，各种嘌呤氧化后生成的尿酸随尿排出。如果体内产生过多尿酸或者尿酸排泄减少，会导致血尿酸浓度升高，从而引起人体体液变酸，影响人体细胞的正常功能并发生痛风。

24. 吃了利福平，小便带"血"是怎么回事？

常常有患者口服利福平后担忧："怎么办？我小便里有血。"口服利福平后真的会导致便血吗？利福平是利福霉素家族的一种广谱抗生素类药物，为红色或暗红色的结晶状粉末，不溶于水，主要经胆和肠道排泄，60%～65%经粪便排出，15%为活性代谢物经尿液排出。患者服用该药后，大小便、唾液、痰液、泪液、乳汁等可呈橘红色，停服后小便颜色即可变为正常。

25. 利福类抗结核药物为什么要空腹服用？

利福平和利福喷丁均属于利福类药物，为了保证药物的药效，要求空腹服用。该类药物空腹服用时药物的吸收利用率更高，治疗效果更好。如果饭后服用利福类药物，可因胃内食物的潴留，妨碍胃肠对药物的吸收。服用利福类药物后一般2～3小时不进食，更加利于胃肠对药物的吸收。

26. 服用环丝氨酸该注意些什么？

环丝氨酸是一种二线抗结核药物，常常作为耐多药结核病的治疗药物之一。在我国，环丝氨酸治疗耐药结核病的效果较好，不良反应多在服药的一个月内发生。建议患者在服用环丝氨酸期间应注意以下事项。

（1）环丝氨酸不良反应主要为神经及精神系统症状，如果患者患有癫痫、焦虑症、抑郁症、躁狂症等精神病以及肝肾功能不全等疾病，必须在用药前如实告知医生。服药期间，患者和家属需要仔细观察是否出现头痛、眩晕、嗜睡、行为异常等症状，一旦出现，及时报告医生进行处理。如果患者服药期间出现昏倒、口吐白沫、四肢抽搐、皮疹等情况，应及时停药并立即送往医院急诊科就医。

（2）患者应严格按照医生的要求服用环丝氨酸，包括药物每天的剂量、用法、服药天数和注意事项，该药每天剂量不能超过 1 g，切不可擅自调整药物的剂量或者随便停药。

（3）定期到门诊复查，严格按照医生要求定期抽血检查肝、肾功能以及进行心理评估。

（4）服药期间不能饮酒。

（5）可在医生指导下同时服用维生素 B 以预防不良反应。维生素 B 是一种水溶性维生素，参与人体内糖、蛋白质、脂肪的正常代谢。使用环丝氨酸抗结核治疗的时候加用维生素 B，可以在一定程度上缓解环丝氨酸引起的精神及神经系统不良反应的发生。

27. 服用氯法齐明后皮肤为什么会变黑？

氯法齐明最早于 1954 年合成，近年来随着耐多药结核病（MDR-TB）和广泛耐药结核病（XDR-TB）的广泛流行，氯法齐明已成为耐药结核病治疗方案的重要组成部分。氯法齐明治疗耐多药结核病患者，安全性良好。由于氯法齐明为红色化合物，能在人体组织中沉积，75% ~ 100% 患者皮肤和结膜皆可变色，皮肤先呈微红色，继而发展为赤褐色，着色深浅因人而异，剂量大、用药时间长则着色深。这种影响具有可逆性，但停药后可能需要数月或是数年才能恢复正常皮肤颜色。

28. 服用抗结核药物后过敏了怎么办？

服用抗结核药物后，有的患者可能会出现皮肤瘙痒、全身皮疹等症状。一旦出现这些过敏症状，建议患者立即就诊，由专科医生来判断是否存在抗结核药物过敏的情况，是否需要抗过敏和对症治疗。同时，建议患者穿着棉质衣服，避免穿紧身衣，避免太阳下暴晒。不建议患者自行在皮肤上涂抹药品，这样可能会影响医生对病情的判断。如果皮肤出现水疱，患者不可自行挑破，这样可能造成皮肤感染甚至危及生命。

（刘莉）

29. 使用喹诺酮类药物时应该注意些什么？

喹诺酮类药物是一类人工合成的抗菌药，此类药品品种繁多，某些品种对结核分枝杆菌也有显著疗效，所以也用于结核病治疗。此类药品因广谱抗菌、疗效好、使用方便等特点，在临床上广泛应用，但喹诺酮类药物也有着较多的不良反应，如果患者不规范用药也会给患者的身体健康和生命安全带来隐患。所以，患者使用喹诺酮类药物时应注意以下事项。

（1）喹诺酮类药物有速发过敏反应的可能，还可能引起严重过敏反应，患者应遵医嘱用药，切勿随意自行用药。对喹诺酮类药物过敏者禁用。

（2）对神经 / 精神系统有损害，有精神病史、癫痫病史者禁用。

（3）肾衰竭、肌腱疾病史或肾脏、心脏、肺移植患者慎用；有QT 间期延长、未纠正的低钾血症患者避免使用；有消化系统、血液系统等多系统反应，应密切关注病情。

（4）应用喹诺酮类药物可引起血糖紊乱。对于糖尿病患者应密切监测血糖，避免出现严重的低血糖反应，采取两病兼治、两病兼管的原则。

（5）喹诺酮类药物均可使肌无力症状加重，重症肌无力患者应避免使用。

（6）本类药物可能引起皮肤光敏反应，被光照的皮肤可发生烧灼感、水疱、红肿等情况，所以要做好遮光防护，减少不良反应的发生。

（7）注意与药物、食物间的相互影响：与含铝、镁或钙的制酸剂同服，如硫糖铝、乳酸钙，可减少本类药物的吸收，应避免同用。亦不可与茶碱、咖啡碱同服，预防茶碱中毒。禁与非甾体消炎镇痛药物如阿司匹林、萘普生等并用，防止加剧中枢神经系统毒性反应和诱发癫痫发作。

（8）由于此类药物可能造成婴幼儿、青少年的肌肉骨骼损伤，所以 18 岁以下儿童及青少年、妊娠期及哺乳期妇女应避免使用本类药物。 ．

30. 什么是顿服？

绝大多数口服抗结核药物为浓度依赖型药物，是靠药物高血药浓度来杀灭或抑制结核分枝杆菌的繁殖生长，研究表明对结核分枝杆菌短时间暴露于高药浓度中比长时间地接触低药浓度有更高的杀灭效果，所以采用一次顿服，不仅效果好，而且副作用少。那什么是顿服呢？顿服其实是一种服药方式，可在早晨或晚上将一天的药量集中一次性服下，主要目的是将药力集中，以求达到最高的杀菌血药浓度。顿服法能提高长期服药患者的服药依从性和治疗效果。

由于某些抗结核药物要求空腹服用，故患者可于清晨起床后马上服药，如果空腹服药引起胃部不适，或清晨不方便服药亦可于晚饭后2小时或睡前顿服。

31. 抗结核药物能分开吃吗？

在抗结核治疗过程中由于药品不良反应多、药粒数量多等原因常导致患者把顿服的药物分开服用，其实这样做不利于治疗，甚至会造成结核耐药的发生。

口服抗结核药物多为浓度依赖型药物，高血药浓度能尽可能地杀灭结核分枝杆菌，能够有效防止结核分枝杆菌产生耐药性，提高治疗效果。如果分开服药，则会降低药物血清浓度，自然就会降低药物穿透到病灶的能力，影响疗效并易产生耐药性。而且分开服药也不会比合用的肝毒性小，所以尽量不分开吃。如果患者不愿意顿服太多药片，也可根据病情在医生指导下服用抗结核药品固定剂量复合制剂。

32. 抗结核药物能间歇性口服吗？

抗结核药物能否间歇性口服，具体要看是什么药物，有些药物必须每天服用，比如异烟肼、利福平、乙胺丁醇等。而有的药物因为它在血液中的有效浓度保留时间较长，具有较长的半衰期，比如说利福喷丁，就是一周服两次，所以抗结核药物能否间歇性口服还要具体看药物的性质。但是如果把本该每天口服的药物采取间歇性服用，这就属于错误的行为。有的患者服药依从性差，感觉症状好转就自行停药，等出现症状又再服用抗结核药物，这种行为是错误的，容易导致结核耐药的发生。

由于结核病治疗的国家免费政策仅一线抗结核药物免费，二线抗结核药物价格昂贵，需要患者自费，部分患者可能因经济原因而采取间歇性服药。这必然会出现难治、复治和耐多药的现象，反而增加治疗的难度。目前结核病的规范治疗仍是要求早期、联合、足量、规律、全程服用抗结核药物。在这场"持久战"中，定时、定量服用抗结核药物非常重要，只有按时吃药才能保证药物的疗效最大化，不良反应最小化。因此抗结核治疗的患者要遵医嘱定量、定时口服抗结核药物，不得随意自行间歇口服。

33. 怎样才能记住按时服药？

患者如果不按时、不规范服药，忘记服药，治疗效果肯定会有影响，有可能把结核分枝杆菌传染给家人，也有可能导致耐药，一系列的问题接踵而至。因此患者及家属都应该高度重视。那怎样才能记住按时服药，不影响治疗呢？大家可以采取以下方法，以助于按时服药。

（1）首先要知道抗结核治疗的重要性，养成自主定时服药的好习惯。

（2）治疗时，在醒目的地方挂上"服药日历"，记录患者接受督导服药、复诊日期等情况，避免漏服。

（3）药物放在容易看到的地方，例如水杯旁、进门处等。

（4）智能工具督导：电子药盒、手机等智能工具定时提醒和记录患者服药。

（5）手写服药表，按时清点剩余药量。

（6）家庭成员督导：与患者共同居住的家庭成员经医生培训后对患者进行直接面对面督导患者服药。

（7）与志愿者保持联系，志愿者经医生培训后可对患者进行直接面对面或远程视频督导患者服药。

（8）早上忘记吃药，晚上可以补吃，当天的药物当天吃，不要拖到第二天。第二天更不可加倍补服，按照常规剂量服药即可。

34. 擅自停服抗结核药物会有什么后果？

肺结核患者由于经济原因、治疗时间长、服药多、居家治疗依从性差等各种原因导致患者擅自停药。结核病患者不规律服药或擅自停药会导致疾病复发率高，易产生耐药性和耐药菌的传播，延长传染期，加重病情，降低患者生活质量，增加医疗成本。而且，耐药结核治疗起来副作用更大，疗效差，需要更长的疗程并且费用更高。所以按时服药、确保治疗不中断是治愈的重要保证。出现药物不良反应时，应当及时报告医生，而不是盲目地停药。特别是治疗好转想停药的患者，这次的治疗几乎是治愈的最后机会，所以应配合医生治疗，坚持规范服药，即使服药后症状全部消失，也应遵从医嘱坚持服药，一直到疗程结束。

有些患者空腹服抗结核药物会出现恶心、呕吐等胃肠道反应，患者也可在医生指导下调整用药时间，比如晚饭后 2 小时或睡前顿服，只要保证每天坚持服药，不断服即可。

35. 咯血患者如何进食？

少量咯血患者宜食高蛋白、高能量、高维生素、易消化的温凉流质或半流质饮食，也可食用富含纤维素的新鲜蔬菜及水果，保持大便通畅，避免用力排便，避免因腹压增加而再次发生咯血。对于排便困难者，必要时根据病情可给予缓泻剂。同时应禁食高温、辛辣刺激性食品，如辣椒、胡椒、浓茶、咖啡、油炸食物等，以防血管扩张或呛咳导致咯血不止。24 小时内咯血量大于 500 ml 或一次咯血量 300 ml 以上的大咯血患者在咯血期间应禁食，禁食期间会遵医嘱给予足够的能量，以保持体力。大咯血停止后，注意口腔卫生，可先以营养丰富的温凉、清淡流质饮食为主，如鱼汤、鸡汤等，病情稳定后逐步由流质转为半流质或软烂食物，如肉粥、软面条等，病情恢复过程中慢慢再过渡到普食。

36. 肺结核合并糖尿病患者该如何进食？

糖尿病患者是肺结核病的易感人群，因其代谢紊乱，血糖越高，越有利于结核分枝杆菌生长，可导致肺结核病恶化。两病并发时互相影响、互相矛盾、互相制约。那么肺结核合并糖尿病患者具体该怎么吃呢？既要满足肺结核治疗期间所需要的营养，又要控制饮食，避免血糖升高。因此，两病兼治、两病兼管是治愈的关键。

（1）进餐尽量定时、定量。可适量进食高纤维及淀粉食物，适当限制钠盐。要严格限制含糖食物。含糖低又营养的食物有：鸡、鱼、蔬菜等食物，蔬菜以小白菜、油菜等绿色菜为主。优质蛋白类可选用鱼、禽、蛋、瘦肉。

（2）结核病本身会增加能量的消耗，所以建议结核病合并糖尿病患者每日摄入能量应该较普通糖尿病患者多 10% ~ 20%。碳水化合物占总能量的 50% ~ 65% 或不超过 300 g/d，蛋白质占总能量的 15% ~ 20%，脂肪占总能量的 20% ~ 30%。

（3）结核病会消耗大量维生素 B 和维生素 C，双胍类降糖药也会减少维生素 B_{12} 的吸收，故膳食中补充 B 族维生素及矿物质、微量元素也是非常有必要的。

（4）监测血糖。肺结核合并糖尿病患者治疗期间如果患者年龄较轻、病程较短、预期寿命较长、无并发症、未并发心血管疾病，则血糖控制范围可为：空腹＜ 7.0 mmol/L，非空腹＜ 10.0 mmol/L。如果患者并发心脑血管疾病、心脑血管疾病高风险、高龄、结核病病情严重，则血糖控制范围可为：空腹 7.8 ～ 10.0 mmol/L，非空腹 7.8 ～ 13.9 mmol/L。

第三章

住 之 篇

1. 结核病患者能不能跟家人同住?

结核病是一种主要经呼吸道传播的传染性疾病,活动性肺结核患者在没有进行抗结核药物治疗前具有传染性,其密切接触者容易被感染,因此住院隔离治疗是控制肺结核传播的最佳选择,但是由于诸多原因导致活动性肺结核患者未能实施住院隔离治疗,只能居家治疗或者病情允许者采取门诊治疗方式。对于这类选择居家治疗的患者,想要和家人居住在一起,必须要做好自我管理,以有效减少结核分枝杆菌的传播与感染。

1)有效隔离

患者与家庭成员每天生活在一起,患者咳嗽产生带传染菌的飞沫极可能引起家庭成员的感染,所以患者应规范佩戴医用外科口罩。患者与照顾者距离应保持在 2 m 以上。照顾者尽可能固定并佩戴医用防护口罩。有条件者应单独隔离在一个通风、日照良好的房间,不能分居者至少要分床居住,并用布帘挂顶隔断。老、弱、孕及儿童等人群应尽量避免与肺结核患者共同居住。患者可根据天气情况在户外活动,但尽量避免与其他人群接触,应回避访客。同时照顾者应定期随访进行肺结核筛查。

2）咳嗽礼仪

患者不能对着他人咳嗽或打喷嚏，必要时使用纸巾或手肘等遮掩口鼻，以免感染他人。使用带盖的痰液储存器皿，里面装入 2 000 mg/L 的含氯消毒液，30 分钟可杀灭结核分枝杆菌，紧急情况来不及使用器皿时，应将痰吐在纸上包裹并烧掉，不可随地吐痰。

3）口罩佩戴管理

每次佩戴口罩前应充分洗手，避免接触口罩内侧面。根据脸型选择合适的口罩型号，口罩应与面部紧贴，避免漏气。口罩需定时更换，建议使用独立包装产品，每天更换 1 ~ 2 次，被污染时应立即更换。具有传染性的肺结核患者应主动佩戴一次性医用外科口罩。照顾者佩戴医用防护口罩可阻隔传染性病毒。已开封使用的医用防护口罩应放在透气的袋子里，不应在气密口袋中储存。存放时避免口罩贴脸一侧受到污染。取下口罩后应洗手、洗脸，再接触其他物品。

4）手卫生管理

手是传播疾病的重要媒介，照顾者护理患者后或接触患者的口鼻分泌物后均需立即洗手。建议使用洗手液，采用七步洗手法洗手，使用流动水冲洗，最后采用擦手纸巾擦干双手。

什么是七步洗手法？让我们一起来学习一下吧！七步洗手法能够有效去除手部污物和细菌，预防接触感染，减少病菌传播。洗手时要去除佩戴物。七步洗手法还有一个快速记忆的口诀：内、外、夹、弓、大、立、腕。分别是什么呢？

第一步（内）：洗手掌，流水湿润双手，涂抹洗手液，掌心相对，手指并拢相互揉搓；由于此次步骤洗的是手掌内侧面，所以用一个"内"字代替，方便患者及照顾者记忆。

第二步（外）：洗背侧指缝，手心对手背沿指缝相互揉搓，双手交换进行；此次步骤洗的是手掌外侧面，所以用"外"字简替。

　　第三步（夹）：洗掌侧指缝，掌心相对，双手交叉沿指缝相互揉搓；此次步骤双手相互夹在一起，所以用"夹"字简替。

　　第四步（弓）：洗指背，弯曲各手指关节，半握拳把指背放在另一手掌心旋转揉搓，双手交换进行；此次步骤双手弯曲，形似弯弓，所以用"弓"字简替。

　　第五步（大）：洗拇指，一手握另一手大拇指旋转揉搓，双手交换进行；此次步骤是洗大拇指，所以用"大"字简替。

　　第六步（立）：洗指尖，弯曲各手指关节，把指尖合拢在另一手掌心旋转揉搓，双手交换进行；此次步骤把手指立起来，所以用"立"字简替。

　　第七步（腕）：洗手腕、手臂，揉搓手腕、手臂，双手交换进行。此次步骤洗腕部，所以用"腕"字简替。

　　同时注意洗手每一步揉搓时间均应大于15秒哦！您学会了吗？

　　5）日常居家消毒管理

　　居家治疗者可选用简单、有效、易取的方法进行消毒，比如使用碗筷消毒机等。条件有限者可采用餐具煮沸或高压蒸汽消毒，60℃消毒30分钟、70℃消毒10分钟、80℃消毒5分钟、90℃消毒1分钟可将结核分枝杆菌杀死。患者用品应单独使用，不可混用。使用70%～75%乙醇作用5～30分钟即可杀死结核分枝杆菌，可以用于皮肤消毒。衣物要勤洗，并于阳光下暴晒消毒，结核分枝杆菌对紫外线敏感，太阳光直射2～7小时即可被杀死。虽然紫外线穿透力弱，但患者也可使用紫外线灯照射至少30分钟进行空气及物体表面消毒，还可采用空气消毒器进行房间空气消毒。

　　　　　　　　　　　　　　　　　　　　　　　　　（叶丽娟）

2. 家里有结核病患者，如何预防传染？

结核病是一种常见的慢性呼吸道传染病，最主要的传染源是排菌的肺结核患者，若与这些患者密切接触极易被传染，所以家里一旦有人患肺结核，需要注意以下几点。

（1）当患者处于传染期时，应当隔离治疗。有条件者在治疗早期应单独住一间房间，在无条件分住时应同床分头而眠，排菌期建议患者佩戴外科口罩，家中的老人和儿童是易感人群，应主动与患者保持一定的距离，减少与患者的接触。

（2）房间应经常保持空气清新、流通，因为结核病主要通过空气传播，通风好的话，很快稀释空气中的结核分枝杆菌，家人感染的风险也会降低。

（3）紫外线、高温都可很快杀灭结核分枝杆菌，因此可以对患者的餐具、用品进行高温消毒；患者的衣物、被褥等物品可经常采用太阳光照射进行消毒。

（4）结核病患者随地吐痰，会导致结核病的传播。所以患者咳嗽、打喷嚏时应用手肘或用餐巾纸遮住口鼻，以免飞沫核播散，另外，一定不要随地吐痰。

（5）家里指定专人督促患者按医嘱定时、定量服药，按时复查，保证获得最佳的治疗效果。

（6）患者的密切接触者在出现长期咳嗽、咳痰或痰中带血等症状时，应及时到当地医院感染科或结核科进行相关检查，以免延误诊断和治疗的时机。

（7）护理患者时，与患者发生直接接触是不可避免的，患者应戴上外科口罩，护理人员佩戴 N95 口罩，口罩每日更换两次，尽量减少交谈。其次，应注意自身衣物的更换，护理人员最好穿着工作服，定期清洗消毒。再者，注意手部卫生，护理患者后应采取相应的清洗和消毒措施，可选用 75% 乙醇或含乙醇的快速手消毒液进行手卫生消毒。

3. 居家结核病患者的痰液该如何处理?

有条件时可为患者准备一个带盖的专用痰杯，在痰杯内加 2 000 mg/L 有效含氯消毒液，将痰液吐在痰杯内浸泡消毒后倒入厕所冲弃，消毒液每日更换一次；无条件时将痰液煮沸 15 ~ 20 分钟倒弃或包在纸里焚烧。应急情况下将痰吐在纸上，不要随地乱扔，可连同擦拭口腔分泌物的纸张一并焚烧。

4. 家里有结核病患者是否需要空气消毒机?

不需要空气消毒机。根据家庭的具体条件，为减少传染，肺结核患者最好有单独的居住房间，并把患者的床铺、被褥设在阳光照射较为充足的地方。室内注意开窗通风，一般早晚各开窗通风 1 小时，以保持室内空气新鲜。每天对居室内的家具用化学消毒液进行擦拭消毒，如 0.5% ~ 1% 过氧乙酸水溶液。打扫房间卫生要用湿布擦桌椅，湿布擦地，以免尘土飞扬，减少患者呼吸道刺激。

5. 居家结核病患者的生活用品该如何处理?

1）煮沸消毒

煮沸是经济、简便、有效的消毒方法，结核分枝杆菌在煮沸 100℃的条件下立即死亡；70℃ 10 分钟、60℃ 1 小时也可杀灭结核分枝杆菌；高压消毒效果更佳。

2）干热消毒

干热应用于书报、毛皮、皮革和毛织品等物品的消毒。对吐在纸中的痰液和一些不贵重的金属物品等可采用焚烧法消毒。

3）阳光和紫外线消毒

结核病患者的被褥可在阳光下暴晒 2 ~ 3 小时达到消毒的效果，空气、物体表面可采用紫外线灯直接照射消毒，作用时间 30 分钟。

4）家具、陈设品、墙壁和地面消毒

可用 2 000 mg/L 有效含氯消毒液，按照先上后下、先左后右的顺序擦拭消毒。门把手、水龙头、门窗、洗手池、卫生间、便池等很容易受到污染的物体表面，每天用 2 000 mg/L 有效含氯消毒液消毒，再用洁净水擦拭干净。

6. 居家结核病患者衣服该怎样消毒？

结核病患者的衣物要经常在日光下暴晒消毒，一般每次直接日光暴晒 2 ~ 3 小时才能达到消毒效果。小的物品如棉质床单、枕巾、衣服等可煮沸 10 ~ 20 分钟，或用 0.5% 过氧乙酸浸泡消毒 0.5 ~ 1 小时。化纤织物只能用消毒液浸泡消毒。

7. 结核病患者都需要住院治疗吗？

据统计，大约有 5% 的患者需要住院治疗。目前公认的住院治疗的患者主要是急诊病例、危重患者、疑难而难以得出明确诊断者、有严重合并症者和需要实行外科手术治疗的患者等。一般情况下是不需要住院的，患者可以在家中接受治疗，遵医嘱口服抗结核药物，按医生要求定期到定点医院复查随访。为了考核治疗疗效，患者必须遵照医生医嘱，按时复诊。

8. 结核病患者的收治原则是什么？

在基层医疗卫生机构中初步诊断或怀疑肺结核的患者以及抗结核治疗管理过程中，出现以下情况需转诊至结核病定点医院或有收治结核病能力的综合医院。

1）紧急转诊建议

（1）存在较严重的合并症或并发症

大气道狭窄有窒息风险者；短时间内出现呼吸、循环系统衰竭症状及体征者；发生大咯血、生命体征不稳定者。

（2）治疗中出现严重不良反应和脏器功能衰竭

急性肝衰竭、急性肾衰竭、严重皮肤过敏反应、严重骨髓抑制或明显出血倾向等。

2）普通转诊建议

（1）临床疑似肺结核者。

（2）直接涂片分枝杆菌镜检阳性者。

（3）肺结核治疗过程中出现明显不良反应者。

（4）抗结核治疗效果不佳者。

3）转诊流程与要求

（1）门诊医生对具有咳嗽、咳痰2周（或2周以上）及咯血等症状的疑似肺结核病例应在门诊日志标注，按乙类传染病疫情报告的要求进行网络直报，并完整详细填写《肺结核病例登记报告卡》。同时填写《肺结核患者转诊单》，及时将患者转诊至县级以上结核病防治所或有条件诊治结核病的综合医院进行确诊。

（2）遇有严重合并症或急重症肺结核病的患者，应转到县级以上有条件诊治结核病危重症的医院积极救治，待病情稳定出院后再将患者及时转诊到县结核病防治所或结核病定点医院继续治疗与管理。

（3）各医疗机构应每日核对本单位肺结核患者的登记、报告、转诊情况，尽力保证结核病患者的报告率100%、转诊率100%，转诊追踪总体到位率在85%以上。

（4）在非结核病定点医疗机构确诊的肺结核患者，应当转诊到当地结核病定点医疗机构进行门诊或住院治疗。在定点医疗机构确诊的肺结核患者，可在确诊机构治疗，或将患者转诊到其居住地定点医疗机构继续治疗。不具备诊断条件的医疗机构或诊断不明确时，应及时将肺结核可疑者转诊至当地卫生行政部门指定的结核病定点医疗机构进行诊断。

9. 结核病患者住院期间需要家属陪同吗?

结核病患者住院期间原则上不需要家属陪同，但少部分患者如神志不清、沟通障碍、生活不能自理、有精神异常、有自杀倾向、安置心电监护、使用呼吸机、输注/泵入特殊药物等患者、年龄＞70岁或年龄＜18岁患者可要求家属陪同。

10. 结核病患者住院期间可以探视吗?

结核病患者住院期间不可以探视，结核病属于空气传播的疾病，住院期间不可以探视，但可以进行可视化探视。

11. 结核病房空气如何消毒?

1）结核病房空气消毒选用以下方法

（1）受客观条件限制的医院可采用通风，包括自然通风和机械通风。

（2）负压隔离病房。

（3）安装空气净化消毒装置的集中空调通风系统。

（4）使用获得国家卫生健康委员会消毒产品卫生许可批件的空气净化设备，其操作方法、注意事项等应遵循产品的使用说明。

2）结核病患者出院或死亡后病室可选用以下方法进行空气消毒

（1）紫外线灯照射消毒。

（2）化学消毒。

（3）使用获得国家卫生健康委员会消毒产品卫生许可批件的空气净化设备，操作方法、注意事项等应遵循产品的使用说明。

3）空气洁净技术

（1）空气处理机组、新风机组应定期检查，保持清洁。

（2）新风机组粗效滤网宜每 2 天清洁一次；粗效过滤器宜 1 ~ 2 个月更换一次；中效过滤器宜每周检查，3 个月更换一次；亚高效过滤器宜每年更换。发现污染和堵塞及时更换。

（3）末端高效过滤器宜每年检查一次，当阻力超过设计初阻力 160 Pa 或已经使用 3 年以上时宜更换。

（4）排风机组中的中效过滤器宜每年更换，发现污染和堵塞及时更换。

（5）定期检查回风口过滤网，宜每年更换一次。如遇特殊污染，及时更换，并用消毒剂擦拭回风口内表面。

（6）设专门维护管理人员，遵循设备的使用说明进行保养与维护；并制定运行手册，定期检查和记录。

4）紫外线消毒

（1）适用范围适用于无人状态下室内空气的消毒。

（2）消毒方法为紫外线灯悬吊式或移动式直接照射，照射时间 ≥ 30 分钟。

5）循环风紫外线空气消毒器

（1）适用于有人状态下的室内空气消毒。

（2）消毒器由高强度紫外线灯和过滤系统组成，可以有效杀灭进入消毒器空气中的微生物，并有效地滤除空气中的尘埃粒子。

（3）使用方法应遵循国家卫生健康委员会消毒产品卫生许可批件批准的产品使用说明，在规定的空间内正确安装使用。

（4）注意事项

①消毒时应关闭门窗。

②进风口、出风口不应有物品覆盖或遮挡。

③用湿布清洁机器时，必须先切断电源。

④消毒器的检修与维护应遵循产品的使用说明。

⑤消毒器应取得国家卫生健康委员会消毒产品卫生许可批件。

12. 结核病房病床如何消毒?

结核病房病床采用浸有 2 000 mg/L 有效含氯消毒液的抹布进行擦拭，每日 2 次，并且按要求一床一抹布，终末消毒时，擦拭床单元，并且更换枕套、床单和被套，再用医用床单元臭氧消毒机进行消毒。

13. 结核病患者住院物品如何消毒?

对不耐热或不耐湿的物品可采用太阳光照射进行消毒，如患者的被褥要经常在日光下暴晒消毒，一般每次直接日光暴晒 2 ~ 3 小时。对污染的一般耐热耐湿物品，如棉质床单、枕巾、衣服、食具、茶具、玩具等可煮沸 5 ~ 10 分钟，或用 0.5% 过氧乙酸浸泡消毒 0.5 ~ 1 小时。化纤织物只能用消毒液浸泡消毒。

14. 结核病患者住院期间痰液如何处理?

结核病患者应用专门的加盖痰杯收集器，痰杯内加入 2 000 mg/L 有效含氯消毒液，按痰液、消毒液比例 1 : 2 浸泡消毒 2 小时后倒入厕所冲弃；若有大量稀释排泄物，应用含有效氯 70% ~ 80% 漂白粉精干粉，按排泄物、药比例 20 : 1 加药后充分搅匀，消毒 2 小时后倒入厕所冲弃。

（何燕）

第四章
行 之 篇

1. 结核病患者能不能乘坐公共交通工具?

活动期肺结核患者最好不乘坐公共交通工具。根据 WHO 发布的《结核病与航空旅行——预防与控制指南》指出,痰中排菌的传染性肺结核患者在未得到正规治疗前,乘坐飞机、火车、长途汽车、公共交通车辆等应受到限制,特别是带有空调的密闭交通工具。患者应至少接受 2 周的抗结核药物治疗后,方可乘坐公共交通工具出行。另外,由于耐多药肺结核的传染性较强且治疗复杂、花费高,因此,耐多药肺结核患者在未得到彻底治愈前,其出行也应受到严格限制,直到痰液被证实不具有传染性(即痰培养连续阴性)。

2. 患了结核病能否上学?

学生结核病患者不一定要休学,按照疾病情况可分为在校治疗及休学治疗。在校治疗对象主要包括在学校留观、接受诊断性治疗的疑似患者、复学后仍需抗结核治疗的肺结核患者以及不需休学的肺结核患者。一旦疑似患者诊断为肺结核,或肺结核患者在治疗过程中出现病情反复,应及时向学校和疾病预防控制机构通报,按要求尽快采取隔离和(或)休学等措施。学生被诊断为肺结核后,应根据不同的病情，采取休、复学管理。具体如下：

1）休学标准及复学标准

（1）休学标准：符合下述病情条件之一的学生肺结核病例必须休学。

①病原学阳性的肺结核患者。

②胸部 X 线片显示肺部病灶范围广泛和（或）伴有空洞的病原学阴性肺结核患者。

③具有明显的肺结核症状，如咳嗽、咳痰、咯血等。

④其他情况，根据患者实际情况判断。

（2）复学标准：已按以上标准休学的患者，经过规范治疗、病情好转，可根据以下情况复学。

①病原学阳性肺结核患者以及重症病原学阴性肺结核患者（包括有空洞/大片干酪状坏死病灶/血行播散型肺结核等）经过规范治疗完成全疗程，达到治愈或完成治疗的标准。

②其他病原学阴性肺结核患者经过 2 个月的规范治疗后，症状减轻或消失，胸部 X 线片病灶明显吸收；自治疗 3 个月末起，至少两次涂片检查均阴性且至少一次结核分枝杆菌培养检查为阴性（每次检查的间隔时间至少满 1 个月）。如遇特殊情况的患者，需由当地结核病诊断专家组综合判定。

2）休、复学诊断证明

定点医疗机构要严格掌握休、复学/休、复课标准，并按照标准开具相应诊断证明。

（1）休学诊断证明：休学诊断证明原则上由学校所在地的县（区）级及以上结核病定点医疗机构开具，对未诊断即已返家治疗的患者，可由最终诊断的定点医疗机构开具。开具休学诊断证明时，医生应详细填写患者的基本信息，写明休学依据。诊断证明一式三份，患病学生和结核病定点医疗机构各执一份，另一份由定点医疗机构直接或通过疾病预防控制机构送达学校。

（2）复学诊断证明：复学诊断证明应由患者实际接受规范化治疗的定点医疗机构开具，以便明确说明复学标准中要求的治疗完成情况和检查结果。开具复学诊断证明时，应详细填写患者的诊断、治疗时间、痰菌状态、病变吸收程度等。诊断证明一式三份，患病学生、学校和结核病定点医疗机构各执一份。

3）休、复学手续

学校依据定点医疗机构开具的"休学诊断证明"和"复学诊断证明"为学生办理休、复学手续，并将休、复学诊断证明存档。学校要做好返校学生的复学诊断证明核实工作，非本辖区定点医疗机构开具的复学诊断证明和相关资料必须经学校所在地结核病定点医疗机构/疾病预防控制机构复核，如不能提交相关资料必须重新检查。对未达到复学标准者，学校所在地定点医疗机构应开具继续休学治疗的诊断证明，写明继续休学的依据，例如"经复核/重新检查，该患者目前痰涂片检查仍为阳性"，注明"未达到复学标准，建议继续休学"，并将核实结果告知学校及所在地的县（区）级疾病预防控制机构。部分地区或学校针对学生长期病假或休、复学有特殊的管理办法，应在满足上述休、复学要求的前提下执行本地或本校规定。

3. 升学需要进行结核病相关筛查吗？

升学需要完成新生入学体检，其中包括结核病的相关体检，《中国学校结核防控指南》中提到关于结核病的体检内容主要是对肺结核患者密切接触史和肺结核可疑症状的问诊、进行结核菌素试验检测和胸部 X 线检查。具体如下。

1）幼儿园、小学及非寄宿制初中入学新生

（1）体检内容：肺结核患者密切接触史和肺结核可疑症状的问诊。

（2）体检方法：

①问诊由学校校医、经过培训的老师或体检机构人员开展，对于低龄新生可询问其家长，记录询问结果。对于有肺结核患者密切接触史或可疑症状的学生，学校要向学生家长发放《新生入学体检告知书》，要求其到学校指定的体检机构进行结核菌素试验检测。

②体检机构进行结核菌素试验检测后，对有肺结核可疑症状者或结核菌素试验检测强阳性（硬结平均直径 ≥ 15 mm 或局部出现双圈、水疱、坏死及淋巴管炎）者，要进行胸部 X 线检查。对于有结核菌素试验检测禁忌证的学生，可以采用感染 T 细胞检测（IGRA）替代。不能进行结核菌素试验检测的人员包括：a. 患急性传染病（如麻疹、百日咳、流行性感冒、肺炎等）、急性眼结膜炎、急性中耳炎、全身性皮肤病；b. 有多种药物过敏反应史、癔症史；c.48 ~ 96 小时无法查验结核菌素试验检测结果；d. 临床医生判定不适合进行结核菌素试验检测的其他情况。

2）高中和寄宿制初中入学新生

（1）体检内容：肺结核可疑症状的问诊和结核菌素试验检测。

（2）体检方法：

①在新生入学时，学校要向学生 / 家长发放《新生入学体检告知书》。

②体检机构进行肺结核可疑症状的问诊和结核菌素试验检测。对于有结核菌素试验检测禁忌证的学生，可以采用 IGRA 替代。

③肺结核可疑症状者或结核菌素试验检测强阳性者 /IGRA 阳性者应进行胸部 X 线检查。

3）大学入学新生

（1）体检内容：肺结核相关可疑症状的问诊和胸部 X 线检查。

（2）体检方法：在新生入学时，学校要向学生 / 家长发放《新生入学体检告知书》，由校医院或指定的体检机构进行肺结核可疑症状的问诊和胸部 X 线检查。重点地区和重点学校可同时开展结核菌素试验检测。

4. 患了结核病对升学是否有影响？

升学体检中关于结核病的检查为合格者对升学不存在影响，体检怀疑为肺结核的学生可根据自身情况办理休学治疗或在校治疗。另外，在校治疗的肺结核患者在治疗过程中如果出现病情反复，应及时向学校和疾病预防控制机构通报，按要求尽快采取隔离和 / 或休学等措施。

5. 学校应该怎样预防结核病的发生及流行？

学校结核病防控要在地方政府的领导下，按照属地化管理、联防联控、预防为主的工作原则，卫生健康、教育等行政部门密切配合，将学校结核病防控工作统筹纳入当地的传染病防控工作规划，共同监督、指导辖区内各级各类医疗卫生机构和学校做好结核病防控工作，形成职责明确、各司其职的学校结核病防控工作格局。具体的防控措施如下。

（1）强化日常防控措施，做好疾病预防工作，建立学校结核病防控工作责任制；将结核病检查项目作为新生入学体检和教职员工常规体检的必查项目；对学生和教职员工开展结核病防控知识的健康教育，增强自我防护意识，减少对结核病患者的歧视；对校医、班主任及班级卫生员等相关人员进行结核病防控知识培训，提高对结核病的识别能力；改善校园环境卫生，加强聚集性场所的通风换气；开展晨检、因病缺勤病因追查及登记工作；对发现的学校肺结核患者和疑似患者依法依规及时报告；主动监测和分析学校肺结核疫情。

（2）及时处置散发疫情，防止疫情蔓延扩散。对学校肺结核患者进行诊断、报告、登记、治疗管理和随访检查，严格按照要求对患者进行休、复学 / 休、复课管理。发现学校肺结核病例后，立即开展现场调查处置，采取接触者筛查、患者治疗管理、疑似患者隔离、预防性治疗、环境消毒等一系列措施防止疫情蔓延。

（3）做好应急能力储备，及时有效应对突发疫情，强化联防联控工作机制，保障人员、经费、物资配备，建立完善应急处置预案，提高应急队伍处置能力。在第一时间完成疫情现场调查处置后，及时判断疫情风险，确认为突发公共卫生事件后及时上报，并规范开展各项应急处置工作，尽一切力量降低疫情危害及其不良影响。

6. 患了结核病对出国有影响吗？

不建议出国。目前各个国家对入境人员都要求进行相关体检，特别是留学人员，除个别国家不需申办签证外，绝大多数国家均需提前向各驻华使领馆申办入境签证。

签证是控制结核病患者入境最有效的关口，因此不少国家都规定，申请签证除需入学通知书或邀请信、经费资助证明外，还要提供体检证明。如法国、德国、南美国家、东欧国家等对自费留学生都有这种要求。加拿大、新西兰、澳大利亚则不管是公派还是自费都要提供。一些国家虽不要求提供，但在签证申请表格中都设有相关栏目，要申请者自己申报。出国留学人员健康检查标准非常具体，规定十几种情况不能选派，包括活动期肺结核、活动性肺外结核、做过胸廓成形术和一叶以上肺切除、严重的慢性病、器质性心脏病及高血压、肝炎、肾炎及严重的泌尿生殖系统病、血液病，精神病或癫痫、严重的神经症、癌症、血吸虫病、麻风病、身体发育不良、严重视力障碍等。其次是接受方的要求，国外学校一般也把身体健康作为接受留学生的基本条件。如美国、日本、英国、奥地利、意大利等一些国家的学校在申请留学提交的材料中，身体健康证明或体格检查表是必要材料之一。有的国家公派留学人员虽是访问学者，但如纳入双边交流计划，也需提供健康证明或体格检查表，如日本、意大利、爱尔兰等国。因此，如果是计划到这些国家留学，当然就需要到医院进行体检。这时的体检一般是常规性检查。表格有的是接受学校提供，有的由国家教育主管职能部门统一制定，有的用国内常用的体检表即可。检查的医院，一般不具体指定，只要有相当的级别即可，一般最低为县级医院。

因此，鉴于各个国家政策的不一致，结核病患者出国前应做好目标国家的入境攻略，如需要体检证明的国家，结核病患者应先治疗疾病，再考虑出国。

7. 患了结核病可以正常工作吗？

在有效的治疗且不具有传染性后可以返岗，但还是应该遵循医生专业的建议，结核病患者在生病期间建议暂停工作，理由如下：

（1）得了结核病后，患者身体抵抗力下降，应保证充足的休息，避免剧烈活动及过度劳累，提高自身免疫力，促进康复。

（2）活动期结核病具有一定的传染性，可通过空气将疾病传播给同事或家人，因此患者必须要进行有效的治疗，痰菌检查为阴性之后，工作单位对结核病防控如果没有特别要求可以继续回去上班。

8. 结核病患者能谈恋爱和结婚吗？

1）结核病患者可以谈恋爱，但是要做好防护，具体如下：

（1）结核病患者在谈恋爱或婚姻中的日常生活注意事项

①咳嗽、打喷嚏时，应当避让他人，用纸巾或肘部遮挡。

②不要随地吐痰，要将痰液吐在含有消毒液的带盖痰盂里，不方便时可将痰吐在消毒湿纸巾或密封痰袋里，或者吐在纸巾里统一焚烧。

③尽量不去人群密集的公共场所，如必须去，应严格佩戴口罩。

④居家治疗的结核病患者，应尽量与伴侣分室居住，保持居室通

风，避免伴侣被感染。结核病可防可治，加强患者的营养，适当进行锻炼，提高机体抵抗力，有助于预防结核病。另外，按医生的要求规范治疗，绝大多数结核病患者都可以治愈。

（2）结核病患者密切接触者的防护

①对于结核潜伏感染者，预防性服药可以减少发病。

②要督促患者按时服药和定期复查，坚持完成规范治疗。

③密切接触者如出现咳嗽、咳痰等症状要及时就诊。

④保持房间通风并做好个人防护，戴好口罩。

2）活动性结核病患者建议痊愈后再结婚：

在结婚登记时应当出示婚前医学检查证明。我国母婴保健法规定对准备结婚的青年提供医学检查，对严重遗传病、指定传染病、有关精神病进行检查，提出医学意见。婚前通过全面系统的身体检查，可以发现是否患有不适宜立即结婚的疾病，如急性肝炎、活动性肺结核、性传播性疾病、精神病和其他较严重的疾病等，若有上诉疾病，可待疾病痊愈后再结婚。一般情况下，结婚就会生育，孩子是否健康、聪明，必须建立在科学的基础上，通过家族史的调查和身体检查，可以发现遗传病和遗传缺陷方面的问题，医生会对生育进行必要的指导，避免遗传病儿或畸形儿出现。

9. 结核病患者可以有性生活吗?

得到有效的治疗后，病情稳定，有证据证明无传染性后可进行性生活；如果患者痰涂片阳性、有咯血症状，应避免性生活。在痰菌阳性期间，结核病患者的传染性比较强，亲密接触很容易将结核传染给密切接触者；另外，处于咯血期的患者需要卧床静养，应避免进行剧烈活动，因此不建议进行性生活。

10. 患了结核病还能生育吗？

1）活动期结核病患者应避免怀孕，原因有以下几点：

（1）怀孕增加了治疗的难度，部分的抗结核药物对胎儿有致畸作用，从而造成胎儿流产、早产或者死胎。

（2）分娩中结核分枝杆菌可以通过血液造成血行播散，导致结核病在其他部位的传播。

（3）结核分枝杆菌可以侵入胎儿体内使胎儿感染结核，导致胎儿在出生时已感染结核病。

（4）抗结核药物会在一定程度上损伤患者的肝肾功能，对肝肾造成较大的负担，从而有可能造成一系列的孕期合并症，对患者及胎儿都有较大的影响。但是患者在结核病治愈后可以在医生的帮助下继续怀孕生育。

2）患结核病期间意外怀孕了怎么办？

如果患者在怀孕的初期，那么最好在专业医生指导下进行人工流产，及时终止妊娠。

（曹鑫宇）

11. 如果身边有结核病患者，该如何自我防护？

结核病的传播需要满足传染源、传播途径、易感宿主三大条件。因此结核病患者密切接触者是否感染结核病取决于能否有效控制传染源、切断传播途径、降低病毒的毒力及提高接触者的免疫力。因此，密切接触结核病患者的人员如果想要有效地预防结核病的感染，需要与患者共同采取如下措施：

1）患者方面

（1）及早治疗。肺结核痰菌阳性的患者为主要传染源，如有发热、盗汗、咳嗽、胸闷、气紧等结核病的早期症状应当及时到相关的医疗机构检查，一旦确诊为结核病，特别是痰菌阳性的肺结核病，应在专业医生的指导下进行早期、联合、规律、足量、足疗程的抗结核治疗。研究表明，肺结核患者在接受两周正规抗结核治疗后，传染性可大幅度降低，痰中细菌数可减少80%～90%。因此，及早的药物治疗既可有效控制病情，又可有效降低接触者的感染概率。

（2）遵守咳嗽礼仪及呼吸道卫生。患者将带有结核分枝杆菌的飞沫核通过说话、咳嗽、打喷嚏等方式排散到空气中，密切接触者通过呼吸道吸入带有结核分枝杆菌的飞沫核而感染。因此，密切接触者应督促肺结核患者遵守咳嗽礼仪，咳嗽、打喷嚏应用手帕或者纸巾遮住口鼻，不随地吐痰，应将痰液吐入装有1%的含氯消毒剂内并加盖浸泡1小时后倒入厕所冲弃，并正确佩戴外科口罩。

（3）有效隔离。家庭内有结核病患者，最好应单独居住一室，住院患者配合医务人员安排，将同种疾病患者分类安置，避免家属及患者串病房，从而减少交叉感染的概率。患者应正确佩戴口罩，阻挡飞沫排出。

（4）清洁与消毒

①结核病患者居住的房间应当有特殊的通风和消毒装置，如病区内会安置机械通风、消毒设备和使用高效微粒空气过滤器等，家庭里有其他朝向的窗户可满足自然通风，也可使用紫外线灯照射，进行物品表面及空气消毒。

②保持房间清洁干燥，病区内可使用2 000 mg/L的含氯消毒剂进行环境、物品、分泌物及排泄物的消毒。此外还可以使用过氧乙酸、过氧化氢等化学消毒剂进行熏蒸和喷雾消毒，每周1～2次。

③患者的碗筷应单独清洗、煮沸、消毒，其他生活用品如被服等可采取阳光暴晒2小时。患者接触医疗用具后，可用75%的乙醇擦拭消毒。生活垃圾按照医疗废物单独处理。

2）密切接触者

（1）尽量减少与肺结核患者近距离接触的时间，尤其是老人、小孩、孕妇等其他免疫力低的人员，接触肺结核患者时应佩戴 N95 口罩，并及时更换以保证口罩的密闭性、有效性。

（2）接触肺结核患者及其接触的物品后应当及时洗手，可用肥皂在流动水下清洗双手。

（3）密切接触者应定期体检，如痰培养、血液检查，尤其胸部 X 线检查，有利于及时发现病灶，及时就诊。

（4）密切接触者平时应注意规律作息及饮食营养的搭配与均衡，适量锻炼身体，以提高免疫力，对抗疾病的侵袭。

（5）如果家中有肺结核患者，家庭中的婴幼儿应当及时注射卡介苗。

12. 遇到结核病患者，要不要穿防护服？

防护服适用于以下情况：

（1）接触甲类或按甲类传染病管理的传染病患者。

（2）接触经空气传播或飞沫传播的传染病患者。

（3）可能受到患者血液、体液、分泌物、排泄物喷溅时使用。

结核病主要通过空气—呼吸道进行传播，在遇到结核病患者时，如果没有受到患者血液、体液、分泌物、排泄物喷溅的风险时，我们只需要佩戴好口罩就可以了。

戴口罩和肺结核患者接触可有效避免结核感染的发生。前提是口罩必须合格，佩戴方式也要正确，需要保持一定的社交距离。所以正确地佩戴口罩，避免近距离地接触患者可以预防结核感染的发生。

13. 哪些措施可以预防结核病?

（1）增强个人抵抗力。需要加强锻炼，保持均衡饮食，注意劳逸结合，提高自身抵抗力。结核分枝杆菌看不见摸不着，要完全避免吸入是极难实现的，但只要人体抵抗力强，就不容易发展成为活动性结核病。

（2）房间多通风。经常开窗通风，保持室内空气新鲜是降低空气中带菌飞沫浓度简单有效的方法。假如肺结核患者的排菌量是固定的，房间每通风 1 次，空气中的含菌量便减少 1/2。这样，随着通风次数的增加，接触者吸入结核分枝杆菌的风险便显著降低。

（3）到结核病患者聚集场所要戴口罩。戴口罩就如一道屏障，是预防结核分枝杆菌侵犯的一种防病利器。

（4）养成良好的卫生习惯。不要随地吐痰；咳嗽、打喷嚏时应用纸巾掩住口鼻，不要对着他人；勤洗手，多喝水，不吸烟，不酗酒。

（5）儿童按时完成卡介苗的预防接种。接种卡介苗虽然无法杜绝结核分枝杆菌感染，但能减少结核病的发生，即使发生了感染，疾病症状也会相对轻微一些。

14. 学生群体预防肺结核需要注意什么?

学生群体防治结核病疫情暴发的关键在于前期预防、早期发现，并做好相关处置工作。疾控机构负责提供相应的技术支持和指导。

（1）学校有关领导应对学生结核病防控工作高度重视，根据不同年龄阶段学生群体认知特点，选择合适的媒介，做好结核病科普知识宣传工作，使学生及其家长、教师正确了解并认识结核病。

（2）将结核病检查作为新生入学体检和员工常规体检的必查项目，及时了解因病缺勤追查及登记，积极主动发现群体中的结核病患者，如结核分枝杆菌素试验强阳性，或者连续咳嗽、咳痰两周以上，胸闷、胸痛，或者有咯血等症状者，要高度怀疑结核病，告知学生到医院呼吸科或者结核病定点医疗机构明确诊断，学校要追踪了解诊断结果。

（3）改善学生学习、生活环境，保障学生学习和生活的人均使用面积；加强教室、宿舍、图书馆、食堂等人群聚集场所的通风换气，保持室内空气新鲜；做好校园环境的清洁工作，消除卫生死角。

（4）引导学生养成良好的生活习惯，注意饮食卫生，加强营养，积极锻炼身体，作息规律，保证充足的休息与睡眠，保持积极乐观的心态；不随地吐痰，咳嗽、打喷嚏时遮挡口鼻，避免熬夜，远离烟酒等，增强自身免疫力，从根本上预防结核病发生。

（5）若发现学生或者教职工确诊得了肺结核，做好患者治疗隔离、密切接触者筛查、疫情上报、其余学生及家属解释安抚以及可能发病者的追踪登记等工作。

15. 老年群体预防肺结核需要注意什么？

由于中华人民共和国成立前我国结核病流行猖獗，致使目前不少人感染过结核分枝杆菌。在进入老年以后，因机体免疫力下降，抗病能力减弱，原来潜伏在体内的结核分枝杆菌就可能继续活动和繁殖起来，这是老年人发生结核病的重要原因之一。如何防止老年人结核病，从根本上说，就是提高健康水平，增强抗病能力。

老年人为了保持健康的身体，首先要经常保持良好的心情和积极的生活方式。医学科学研究告诉我们，一个人的精神面貌和心理状态对衰老和疾病起着十分重要的作用，例如，生气容易胃痛，而精神愉快则食欲旺盛，睡眠香甜。某些疾病，如高血压、冠心病和癌症与精神状态也有密切关系。据统计，人类疾病50% ~ 80%是由于精神失调引起的，其主要原因在于不良的精神刺激可引起神经、内分泌代谢和重要脏器功能的改变，降低机体免疫功能。因此，人到老年，应该通过参加一些力所能及的活动，让自己的手和脑不断地得到锻炼和使用，并通过积极乐观的生活去刺激身体的适应能力，达到不断陶冶性情，调和情志，劳逸结合，保持正常心理环境的目的。

其次，老年人应适当参加一些体育锻炼。我国应用体育锻炼防治疾病已有3 000多年的历史，远在尧舜时代，人们就开始用舞蹈或模仿飞禽走兽的动作锻炼身体。到了春秋战国时代，已有"二禽戏"，西汉有"三禽戏"，明代则有"太极拳"及"少林武术"等健身防病的体育锻炼项目。当然，老年人进行锻炼应该因人而异，做到适量、系统、长期，才能达到增强体质和抗病的目的。

再者，要有合理的营养，这是因为老年人体内的能量和各种营养物质贮备量较年轻人减少，对于体弱和进食量少的人，更应该注意补充。如果食物中能量不足，就会消耗身体里的蛋白质和脂肪，降低身体抵抗力。在一般情况下，老年人无须配备特殊饮食或限制某种食品，但要避免食物的单一化，要考虑食物的多样化，以起到"营养素的互补"作用。早在春秋战国时代，《黄帝内经》中就有"五谷为养，五果为助，五畜为益，五菜为充"的膳食配合原则。至今，我国人民也有"荤素搭配""粗细搭配"的饮食习惯，这些都符合老年人营养需求。此外，由于老年人咀嚼能力减弱，消化腺分泌功能减退，肠胃蠕动力弱，每次食量不宜过大，应细嚼慢咽，便于消化吸收。

多数老年人有烟酒嗜好，吸烟对人体有百害而无一利，因此老年结核病患者应该戒烟为好。饮酒也应少量为度。

值得指出的是，防治慢性病是增强体质和抵御结核病发生的一项重要内容，特别是糖尿病、硅肺等与结核病的发生和预后有密切关系，应当做到早发现、早治疗。某些疾病（如风湿病）因需长期服用激素类药物，也容易促使结核病的发生和播散，在用药过程中应当严加注意。

16. 怎样正确选择口罩?

首先，我们要分清楚，医用口罩至少分三种：医用防护口罩、医用外科口罩、普通级的医用口罩。

1）医用防护口罩

"医用防护口罩"与佩戴者面部具有良好的贴合性，可过滤空气中的微粒，阻隔飞沫、血液、体液、分泌物等的污染物，对非油性颗粒的过滤效率可在 95% 以上（这就是大家经常听说的 N95 级别的口罩），是应对空气传播疾病常用的个人防护用品。常见的医用防护口罩有拱形、蝶形等，如图 4-1。

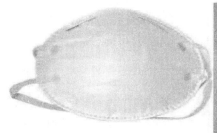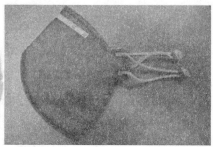

图 4-1　医用防护口罩

2）医用外科口罩

"医用外科口罩"是手术室等有体液、血液飞溅风险环境常用的医用口罩，可阻隔血液、体液穿过口罩污染佩戴者，同时对细菌的过滤效率有 70% 以上，但对颗粒的过滤效率有限，且多为长方形设计，与面部的密合度不如医用防护口罩那么严密。常见的医用外科口罩有绑带式、耳挂式等，如图 4-2。

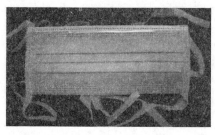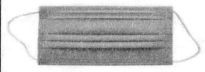

图 4-2　医用外科口罩

3）普通级的医用口罩（医用护理口罩）

"普通级的医用口罩"名称比较多，名称上没有"防护""外科"字样的医用口罩都是普通级的医用口罩，该级别口罩不要求对血液具有阻隔作用，也没有密合性要求，因此仅用于普通医疗环境佩戴使用。常见的普通级的医用口罩多为耳挂式，外观与耳挂式医用外科口罩比较相似，如图4-3。

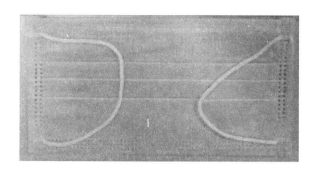

图4-3 普通级的医用口罩

结核病患者、陪护以及病房的工作人员，推荐使用医用外科口罩及医用防护口罩。标准的医用外科口罩由内向外分三层：吸湿层、过滤层和阻水层，对细菌过滤效率达到95%，对非油性颗粒的过滤效率达到30%，经济实惠，能够阻隔患者血液、体液、分泌物等的喷溅，故可以阻挡大部分细菌和一部分病毒，能防止呼吸道传染病患者向外界传播病原体，又能在一定程度上防止佩戴者被感染。《医院隔离技术规范》中明确规定：肺结核患者在病情允许时，应佩戴医用外科口罩。

17. 口罩戴不对，防护等于零，怎样戴口罩才正确？

戴口罩不讲究方法，等于白戴。具有传染性的肺结核患者，在咳嗽、咳痰、打喷嚏或大声说话时，可能会排出含有结核分枝杆菌的飞沫，健康人吸入后就有可能被传染。并且可以毫不夸张地说，肺结核就在我们身边：在中国约 25% 的人都存在结核分枝杆菌感染，而老年人、糖尿病患者等，因免疫功能低下，更容易成为肺结核的受害者。所以，掌握正确的口罩使用方法是十分重要的。即使通过戴口罩不能 100% 预防肺结核等疾病，也能减少患病的可能。

1）医用外科口罩佩戴方法（图 4-4）

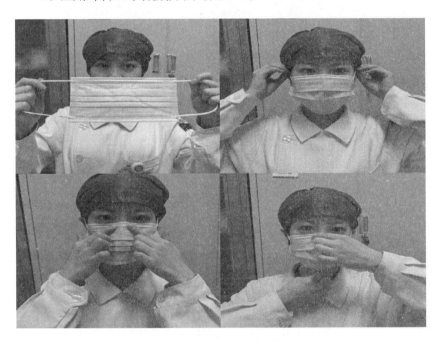

图 4-4　医用外科口罩佩戴方法

（1）双手各拉口罩耳绳两边，有鼻梁条的一处为上边。

（2）将耳绳拉至耳后，调整耳绳尽可能使自己舒适。

（3）按压鼻梁条直至其完全成鼻梁条形状。

（4）撑开口罩，使口罩完全覆盖口、鼻、下颚。

2）N95 口罩佩戴方法（图 4-5）

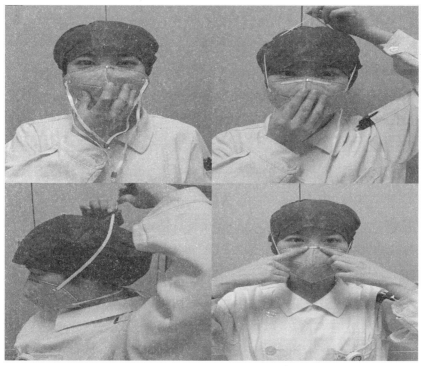

图 4-5 N95 口罩佩戴方法

（1）一手托住医用防护口罩，有鼻夹的一面朝外，将医用防护口罩罩住鼻、口及下巴，鼻夹部位向上紧贴面部。

（2）将两根系带拉过头顶，分别放于耳后及颈后。

（3）调节系带松紧度。

（4）将双手手指放在金属鼻夹上，从中间位置开始，用手指从内向外调节鼻夹贴合面部。

18. 肺结核患者需要全天24小时都戴口罩吗?

肺结核患者是否需要 24 小时戴口罩，主要看患者的临床症状以及治疗处于哪个阶段，是否单独居住等。如果患者处于治疗的强化期，伴有咳嗽、咳痰、痰中带血、潮热、盗汗等，尤其是痰液查见分枝杆菌阳性时，此时传染性比较强，需要给予积极的规范化抗结核治疗，两个月以内都有一定的传染性。如果不是单独居住，与家人、同事生活在一起，睡觉时可以考虑戴口罩，避免交叉感染。如果是单独居住，空气比较流通，又处于治疗的巩固期，此时传染性较低，可以考虑不戴口罩。但需要注意通风换气，尽量减少不必要的传染，给家人和同事带来麻烦。

19. 肺结核患者家属需要戴口罩吗？

肺结核是经空气和飞沫传播的慢性呼吸道传染病，痰涂片阳性肺结核患者是主要的传染源，患者咳嗽、打喷嚏、大声说话和唱歌时排出的直径 $1 \sim 5 \mu m$ 的结核分枝杆菌飞沫核可被正常人直接吸入到肺泡，引起感染。所以，肺结核患者及其家属佩戴口罩是非常有必要的。家属正确佩戴口罩，可以防止吸入结核分枝杆菌飞沫核，减少感染结核的风险。

20. 结核病患者有哪些心理特点？

由于结核病病程长、药物不良反应较为常见甚至严重，以及治疗带来的经济压力、社会成员的疏远等因素给患者带来巨大的心理压力，大多数患者存在焦虑、悲观、孤独、恐惧、抑郁等不良情绪，家庭成员应多与患者谈心，多关心患者，尽量减轻患者的不良情绪，让患者树立战胜疾病的信心，良好的情绪状态对疾病的康复是非常有帮助的。

21. 结核病患者怎样进行自我心理调适？

现代医学研究表明，人的精神状态对神经、免疫系统都有影响，临床上情绪低落的患者虽然也按要求服药，但效果比心胸宽阔的人要差，甚至有时越治越坏。这就是因为人的精神活动可导致人体的功能状态发生变化，从而机体对药物的反应异常，进而影响药物疗效的发挥。因此，结核病患者保持一种良好的精神状态是很重要的。为了保持一种良好的精神面貌，患者应该注意以下几点。

1）消除恐惧心理

如果一个结核病患者尤其是科普知识比较贫乏地区的结核病患者，对结核病的治疗现状不了解，还处于过去对结核病"十痨九死"的认识状态，自然对结核病会有恐惧心理。即便是在科学知识较为普及的城市中，由于涉及以后的升学、参军、提级、加薪、婚姻、生育等问题，患者往往也会怕检查、怕治疗，以免被别人知道。其实现代结核病的治疗与 40 年前大不一样了，因为有强有力的化疗作为后盾，只要患者规律用药，结核病是完全可以治愈，没有什么可怕的。患有结核病只不过是人生道路上暂时遇到的困难，要树立战胜疾病、恢复健康的信心和勇气，经过积极治疗，病愈后对自己的人生不会有什么不良影响。

2）克服急躁心理

俗话说，"病来如山倒，病去如抽丝"，说明疾病的治疗是有一个过程的，结核病的治疗尤其需要长期的过程。但有的患者认为该病一吃药就好，到处求医问药，一会儿西医，一会儿中医，寻找什么新药、特效药，滥服药物，使结核病得不到及时正规的治疗，导致病情加重。有的患者因治疗后，症状消失了，便认为病已经好了，急着上班、上学，忽视了继续用药，结果害人又误己。因此，患者多向医生请教，读一点有关结核病防治的科普书籍，保持一种平常心，对克服急躁心理是会有帮助的。

3）避免马虎心理

有的结核病患者认为结核病是容易治愈的，再加上对化疗的认识不足，对医生的安排也不认真完成，服药马马虎虎，特别是症状消失后更不认真用药，想起来就吃，结果造成结核分枝杆菌耐药，增加了疾病的难治性，使病情加重。即便是按要求用药，也不是百分之百的患者都能治愈，而且有一部分治愈的患者也会复发。所以患者一定要正规用药，并在治疗过程中，每月查痰 1 次，每 3 个月拍胸片 1 次，疗程结束后，痰菌转阴，胸片示病灶吸收或稳定后，才能停止用药。以后每半年查痰 1 次和拍胸片 1 次，连续随访 2 年，如果没有复发，方可认为治愈。

4）保持乐观情绪

常言道，"笑一笑，十年少"，说的就是好的心情对身体健康有利，而消极悲观情绪会降低人体神经调节能力。所以结核病患者一定要摆脱悲观情绪，要培养积极乐观、胸怀宽广、心情愉快的积极情绪，尤其是在隔离治疗期间，更应注意做到这一点，能吃能睡能玩。在战略上藐视疾病，在战术上重视疾病，经过正规治疗一定会取得好的效果。

22. 肺结核患者如何科学锻炼？

肺结核患者在选择体育锻炼的形式、运动量时应根据患者性别、年龄、病情而定。在病情许可的情况下，运动不能操之过急，要按照运动时间由短到长、运动强度逐渐递增、锻炼方式由简到繁，坚持循序渐进的原则。

具体指导原则如下：

1）适宜的运动

青年肺结核患者一般选择慢跑、广播体操等锻炼方式，中老年则以散步、打太极拳为宜。在球类运动中，只有羽毛球比较适合于肺结核患者，若是青年人，也可进行篮球、排球运动，但只能做基本动作，如传球，不过要注意室内空气不要过于污浊。

2）不适宜的运动

足球运动则是禁忌之列。另外，还不宜进行耐力性运动，如长距离的步行、骑车、游泳等。在病情尚不稳定时期，不要做深呼吸运动，以免引起咳嗽和胸痛。对于那些造成用力憋气的运动如举重、单双杠等也都不应参加。

3）运动强度

如果运动后只有极轻微的疲劳感，只需经过短时间的休息即可消除疲劳，说明其运动量是合适的。若出现心跳加快（每分钟超过110次）、头痛、心慌、咳嗽、体温升高、大量出汗、食欲下降，以及经过数小时的睡眠仍不能消除软弱感和不适感的话，那么就表明运动量过大，应适当进行调整或休息几天。

4）不宜进行体育锻炼的情况

处于进行期或急性期的各型肺结核患者，以及有咯血、气胸、高热症状，或合并有活动性淋巴结核、肠结核、肾结核、腹膜结核的患者都不宜进行体育锻炼。

5）肺结核患者在锻炼中应加强自我管理

出现以下情况时，应立即停止锻炼：突然出现咯血或痰中带血、胸闷或剧烈胸痛、心慌或呼吸困难，应及时请医务人员诊治，避免病情恶化。

23. 结核病患者必须卧床静养吗？

结核病在中国传统医学中被称为"痨病"，"痨"字，通常含有虚损与虚劳之意，是典型的慢性消耗性疾病，早期常有全身不适、疲倦、消瘦和乏力等症状。很多人都觉得患病就应该卧床养病，其实不是这样的，据国内外的呼吸疾病专家和运动医学专家认定，许多类型的肺结核还是要进行适当的体育锻炼的。"生命在于运动"，科学合理的体育锻炼具有的心理和生理的积极作用已被广泛认同。一方面，合理地参与体育锻炼有助于患者克服焦虑、紧张、孤独、悲观等负性情绪，树立战胜疾病的信心；另一方面，适当的体育锻炼又能明显改善体质，增强抵抗力，有助于提高睡眠质量，对结核病患者的康复有积极意义。

因此，适量的体育锻炼是增强肺结核患者体质、促进病情恢复的一种很好的方法，但能否进行体育锻炼和采取什么样的锻炼方式，要视每个患者的病情和身体状况而定。

24. 结核病患者怎样进行肺康复锻炼？

结核患者可以进行以下肺康复训练：

1）呼吸训练：

通过各种呼吸运动和治疗技术重建呼吸模式的运动方式，即在日常呼吸的基础上，对呼吸的形式、气息等方面做一些适当的调整。降低呼吸的速度和频率是要求之一。

（1）腹式呼吸（图4-6）：是主要靠腹肌和膈肌收缩而进行的一种呼吸，关键在于协调膈肌和腹肌在呼吸运动中的活动。

①方法：吸气时放松腹肌，膈肌收缩位置下移，腹壁隆起；呼气时腹肌收缩，膈肌松弛回复原位，腹部凹下。呼吸运动中，尽可能减少肋间肌以及辅助呼吸肌做功，使之保持松弛和休息，减少能量消耗。

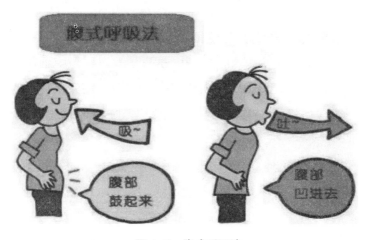

图 4-6　腹式呼吸法

②注意事项：

a. 把握患者的呼吸节律，放松辅助呼吸肌。

b. 呼吸要深长而缓慢，用鼻吸气（刚开始不要深呼吸）。

c. 一呼一吸掌握在 15 秒钟左右。即深吸气（鼓起下腹）3 ~ 5 秒，屏息 1 秒，然后慢呼气（回缩腹部）3 ~ 5 秒，屏息 1 秒。

d. 体质好的人屏息时间可延长，呼吸节奏尽量放慢、加深。体质差的人可以不屏息，但气要吸足。

e. 每天练习 2 ~ 3 次，每次 5 ~ 15 分钟。做 30 分钟最好。

坐式、卧式、走式、跑式皆可，练到微热微汗即可。腹部尽量做到鼓起缩回 50 ~ 100 次。

f. 呼吸过程中如有口津溢出，可慢慢吞下。

（2）缩唇呼吸（图 4-7）：用鼻吸气、口呼气，在呼气时将口形缩小似口哨状，吸与呼时间之比为 1∶2，慢慢地呼气达到 1∶5 作为目标。

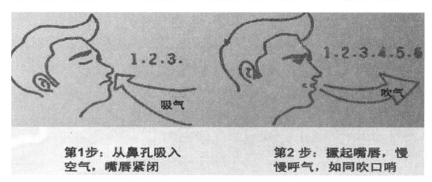

图 4-7　缩唇呼吸法

方法如下：

a. 放松，从鼻子自然吸气一次，默数 1、2、3。

b. 先放松口唇，从自然状态开始呼气，自然缩唇把气体呼出来，会发出近似"呼"的声音，稍用力，但要保证呼气过程不断，气息起伏不大，默数 1、2、3、4、5、6。

c. 为了确认是否把气呼了出来，可把手伸到嘴巴面前 30 cm 处，手心朝面，感觉一下呼出的空气。

d. 呼气时缩唇大小程度，由患者自行调整。缩唇口形太小，呼气阻力过大，呼气费力，呼气时间延长，呼出气量反而减少；缩唇口形太大，则不能达到防止小气道过早陷闭的目的。

2）肢体功能锻炼：包括上下肢体的关节活动度的训练，上下肢肢体的抗阻锻炼等。

3）有效咳嗽、咳痰（图4-8）：

①改变患者姿势，使分泌物流入大气道内，便于咳出。

②鼓励患者做缩唇呼吸，也就是鼻吸气，口缩唇呼气，以引发咳嗽发生。

③在病情允许的情况下，增加患者活动量，有利于痰液松动，以便排出痰液。

4）双手稳定地按压胸壁下侧，提供一个坚实的力量，有助于咳嗽。

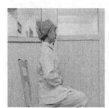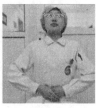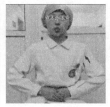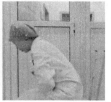

图4-8　有效咳嗽、咳痰的步骤

● **知识拓展** ●

什么是肺康复？

肺康复是通过全面评估后给予患者的个体化综合干预治疗，包括运动训练、健康教育、行为改变，旨在改变慢性呼吸系统疾病患者的生理和心理状态，促进患者形成长期有益健康的行为习惯。

（向希）

主要参考文献

［1］杨玺.结核病防治必读[M].上海:上海科学技术文献出版社，2004.

［2］鄢秀英.结核病患者自我保健知识[M].成都: 四川科学技术出版社，2011.

［3］薛秒，唐小燕，贺建清，等. 华西专家谈结核病[M].成都: 四川科学技术出版社，2020.

［4］王少松.结核病防治与康复[M].北京：中医古籍出版社，2008.

［5］羊海涛，陆伟，竺丽梅. 耐药结核病的治疗与控制[M]. 北京：军事医学科学出版社，2014.